儿童口腔科
临床操作教程
一步一步教你做临床

主　编　秦　满
副主编　赵玉鸣
顾　问　葛立宏

人民卫生出版社

图书在版编目（CIP）数据

儿童口腔科临床操作教程：一步一步教你做临床/秦满主编．
—北京：人民卫生出版社，2017
ISBN 978-7-117-24449-7

Ⅰ.①儿…　Ⅱ.①秦…　Ⅲ.①小儿疾病－口腔疾病－诊疗－
教材　Ⅳ.①R788

中国版本图书馆 CIP 数据核字（2017）第 085123 号

人卫智网	www.ipmph.com	医学教育、学术、考试、健康，购书智慧智能综合服务平台
人卫官网	www.pmph.com	人卫官方资讯发布平台

儿童口腔科临床操作教程
—— 一步一步教你做临床

主　　编：秦　满
出版发行：人民卫生出版社（中继线 010-59780011）
地　　址：北京市朝阳区潘家园南里 19 号
邮　　编：100021
E - mail：pmph @ pmph.com
购书热线：010-59787592　010-59787584　010-65264830
印　　刷：北京盛通印刷股份有限公司
经　　销：新华书店
开　　本：787×1092　1/16　印张：9
字　　数：219 千字
版　　次：2017 年 5 月第 1 版　2024 年 12 月第 1 版第 14 次印刷
标准书号：ISBN 978-7-117-24449-7/R·24450
定　　价：78.00 元
打击盗版举报电话：010-59787491　E-mail：WQ @ pmph.com
（凡属印装质量问题请与本社市场营销中心联系退换）

编　者（以姓氏笔画为序）

马文利　北京大学口腔医院儿童口腔科
王　郁　北京大学口腔医院儿童口腔科
王岐麟　北京大学口腔医院儿童口腔科
王媛媛　北京大学口腔医院儿童口腔科
白　洁　北京大学口腔医院急诊科
朱俊霞　北京大学口腔医院儿童口腔科
刘　鹤　北京大学口腔医院儿童口腔科
李　静　北京大学口腔医院儿童口腔科
杨　杰　北京大学口腔医院儿童口腔科
吴晓冉　北京大学口腔医院儿童口腔科
周　琼　北京大学口腔医院儿童口腔科
周志雄　北京大学口腔医院儿童口腔科
赵双云　北京大学口腔医院儿童口腔科
赵玉鸣　北京大学口腔医院儿童口腔科
秦　满　北京大学口腔医院儿童口腔科
夏　斌　北京大学口腔医院儿童口腔科
徐　征　美国华盛顿大学牙学院儿童口腔科
徐　赫　北京大学口腔医院儿童口腔科
彭楚芳　北京大学口腔医院儿童口腔科

序

在知识不断进步的今天,儿童口腔医学像其他学科一样,涌现出许多新理论、新概念、新知识、新方法和新技术。在知识迅速更新、临床技术不断发展的大背景下,临床具体操作技术很难在现有教科书中逐项、详细地体现。即使一些常规技术,每个医师也存在教育背景、理解和掌握程度的差异。近年来,越来越多年轻医师从事儿童口腔科临床工作,因此,迫切需要一部能够教授他们一步一步临床操作技术的专著。我国尚缺少儿童口腔科专家自己编写的临床操作参考书。

北京大学口腔医院儿童口腔科成立已有65年历史,在教学和临床上有态度严谨、规范、技术领先等优势,发展至今,总院和门诊部共有63台综合治疗椅,5间门诊全身麻醉下和镇静下儿童牙病治疗室,1个独立技工室,医、护、技人员近百人。其医教研综合能力在国内处于领先,国际上亦有一定知名度。秦满教授主编的《儿童口腔科临床操作教程——一步一步教你做临床》一书,参编人员均来自北京大学口腔医院儿童口腔科,是一支多年从事医院教学和临床工作的医师团队,该书融会专家们的临床经验并参考了国内外经典教科书和著作。可以说是北京大学口腔医院儿童口腔科几代人临床经验的结晶。

本书特点是选用儿童口腔科常用的临床技术,以精美的图片展示,并配有文字,指导临床医师一步一步进行临床操作。本书内容丰富,图文并茂,语言精炼,一定会成为口腔医学本科生、研究生、儿童口腔科医师实用的临床操作教程。希望这本书不断再版,成为北京大学口腔医院儿童口腔科奉献给儿童口腔科医师的重要参考书,促进我国儿童医学事业的发展。

儿童口腔医学发展日新月异,知识不断更新,新的临床操作技术不断涌现,限于学科的快速发展和时间仓促,本书难免有不完善之处和差错,如读者发现,诚恳希望赐教。

葛立宏

2017.4

儿童口腔科
临床操作教程
一步一步 教你做临床

目　录

第一章

儿童口腔检查的基本知识

儿童口腔科是一个综合性学科,临床诊疗范围主要包括儿童口腔的各类疾病,其中龋病、牙髓病、根尖周病、牙外伤和咬合诱导是临床工作中最常见的内容。但根据患者年龄的不同,其临床诊疗工作有不同的特点,下面将分别对这几种疾病的临床检查进行介绍。

第一节　儿童口腔检查与常用器械

一、儿童常规口腔检查及常用器械的使用

(一) 视诊

用于视诊的主要器械是口镜。

1. 口镜　主要用于视诊。可利用其反光作用,使光线反射并聚光于检查部位,增加照明(图 1-1A);同时,可对唇、颊、舌等软组织进行牵拉,起到保护和扩大视野的作用(图 1-1B)。

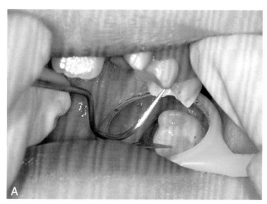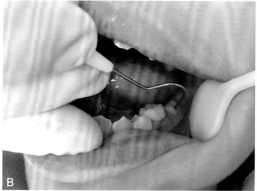

图 1-1　口镜的使用

A. 检查上颌时,使光线反射并聚光于检查部位,增加照明　B. 对唇、颊、舌等软组织进行牵拉,保护和扩大视野

2. 金属口镜　其柄的末端还可用于叩诊(图1-2)。

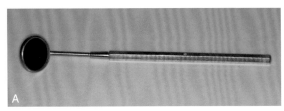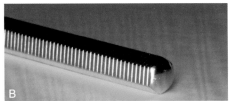

图1-2　金属口镜
A.口镜柄末端可用于叩诊　B.口镜柄末端为平头

3. 使用口镜检查前,应清洁牙面,必要时吹干牙面,才能看清牙面变色,更容易发现乳磨牙边缘嵴处颜色及透光性的改变,防止对乳磨牙邻面龋的漏诊(图1-3,图1-4)。

4. 视诊牙龈状态时,要全面检查唇(颊)舌面,不要漏诊(图1-5)。

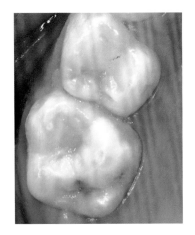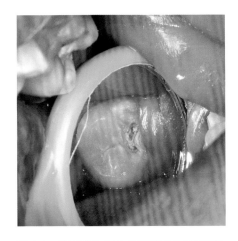

图1-3　上颌第一乳磨牙远中边缘嵴、第二乳磨牙近中边缘嵴和远中窝呈墨浸状改变

图1-4　殆面窝沟呈白垩色改变和早期龋

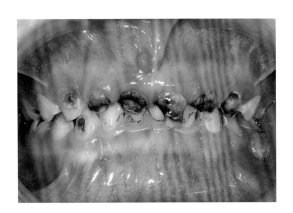

图1-5　51唇侧瘘管,75颊侧瘘管

5. 咬合检查　检查牙齿覆𬌗、覆盖、末端平面(磨牙关系)是否正常,也应关注是否因乳牙龋病、外伤等导致间隙的丧失及𬌗间高度的减小,同时还应观察患儿是否仍存在导致错𬌗畸形的口腔不良习惯(图 1-6~ 图 1-8)。

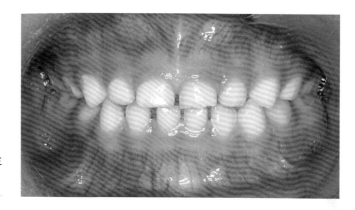

图 1-6　学龄前期乳牙列存在生理性间隙

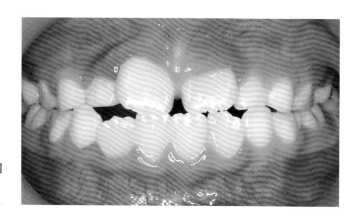

图 1-7　11、21 萌出时,暂时性间隙较大,且牙冠向远中倾斜

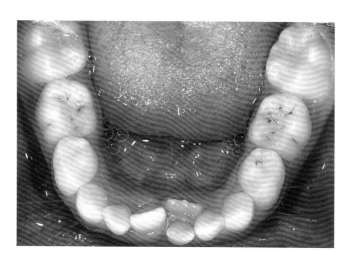

图 1-8　71 滞留,31 舌侧萌出,轻度拥挤

（二）探诊

用于探诊的主要器械是探针。

1. 探诊　可帮助探查牙体组织病损的范围、深浅度和硬度,发现牙体组织的敏感度和穿髓孔,并可探查窦道的方向,检查充填体悬突等。

2. 探诊时,采用握笔式,必须有支点,动作轻柔,避免意外划伤软组织(图1-9)。

3. 先探查正常牙面,逐渐移至可能出现疼痛的部位,同时观察患儿的表情及动作。对于明确有穿髓点的患牙,未进行局麻前不应进行探诊。

4. 如需对瘘管进行探诊,也应尽量在局麻下操作,且探针应缓慢推进,避免用力过猛,损伤邻近组织。

5. 新萌出牙的窝沟(特别是呈白垩色改变的窝沟)不要用力探诊,避免损伤表面釉质,降低对龋病的抵抗能力(图1-10)。

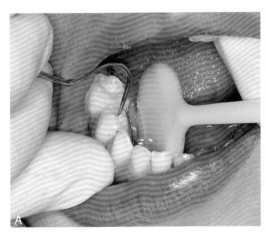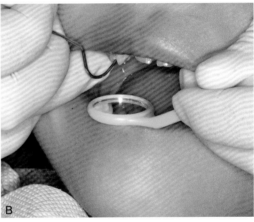

图1-9　使用探针进行探诊时,采用握笔式,注意硬组织支点

A.使用探针检查下颌牙齿时,口镜可起到保护唇舌黏膜的作用　B.使用探针检查上颌牙齿时,使用口镜进行反光

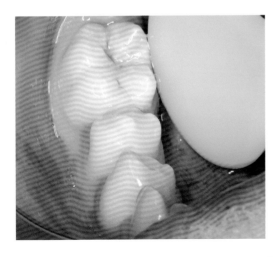

图1-10　不要用力探诊新萌出牙的窝沟,避免损伤表面釉质,降低对龋病的抵抗能力

6. 牙周探针　主要用于牙周袋的探诊,尖端为钝头,探针上有刻度,可探诊深度(图 1-11)。

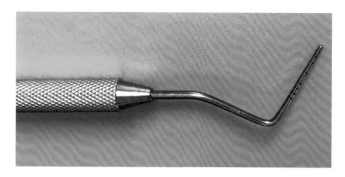

图 1-11　牙周探针

钝头,探针上标有刻度

(三) 叩诊

用于叩诊的主要器械是金属平头器械。

1. 常用器械　包括金属口镜柄的末端、银汞充填器柄的末端、髓针柄的末端等(图 1-12)。

2. 叩诊时,应先叩正常牙,作为对照,再叩诊患牙,叩诊的力量一般以正常牙不引起疼痛的力量为宜,从轻到重进行。

3. 叩诊观察的内容　包括叩痛和叩诊音,叩痛提示患牙的根尖周膜可能存在充血或炎症;而在牙齿发生外伤挫入或出现牙齿固连的情况时,叩诊音可出现变化,呈金属高调音。

4. 当患儿不能配合金属平头器械叩诊检查时,也可采用咬诊的方法,可将棉签放在可疑牙的𬌗面,嘱患儿咬合,查看是否出现疼痛(图 1-13)。

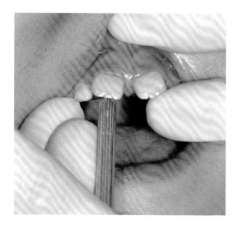

图 1-12　叩诊

使用金属平头器械的末端,且平行于牙长轴

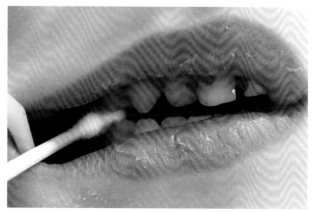

图 1-13　咬诊

5. 对婴幼儿可使用手指按压的方法代替金属平头器械的叩诊检查。

（四）牙齿动度检查

用于牙齿动度检查的常用器械是镊子。

1. 使用镊子夹持牙冠检查牙齿松动度。

2. 检查前应告知患儿,避免其头部突然动作。前牙松动度检查时,使用镊子夹持切缘摇动(图 1-14A);检查后牙时将镊子并拢,抵于咬合面窝沟中央(图 1-14B),分别向唇舌向、近远中方向摇动,垂直向松动度检查沿牙长轴方向进行。

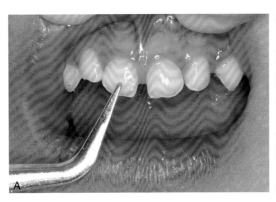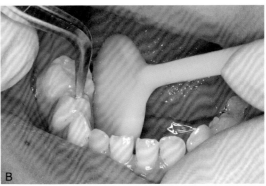

图 1-14　检查松动度

A. 检查前牙,用镊子夹持切缘　B. 检查后牙,镊子并拢抵于咬合面

3. 对婴幼儿可使用手指按压的方法代替镊子做牙齿松动度检查。

（五）牙髓温度测试

1. 常用的温度测试方法　可分为冷测法(图 1-15)和热测法(图 1-16)。

(1) 冷测法:清洁牙面,使用棉球或棉卷进行隔湿,将小冰棒(5~6cm 长,一端封闭的塑料管内注满水,冷冻)置于被测牙的唇(颊)或舌面完好釉面的中 1/3 处,观察患儿的反应。检测应先检测正常对照牙,然后再检测患牙。

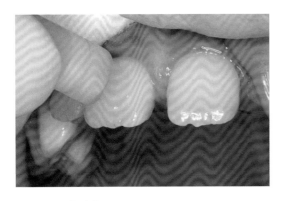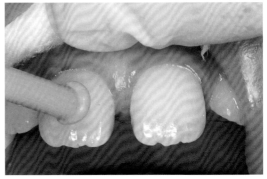

图 1-15　冷测法

图 1-16　热测法

（2）热测法：将牙胶棒的一端在酒精灯上加热变软（加热时间不要过长，避免牙胶棒熔化），立即置于被测牙的唇（颊）或舌面的中 1/3 处，观察患儿的反应。热测时要注意软组织的保护，避免烫伤；同时，在患儿对热测试作出反应后，立即移开牙胶棒，拭去粘到牙面上的残留部分。

2. 儿童做温度测试（特别是热测试）时，首先应进行安全评价。热牙胶牙髓温度测试存在较高的烫伤风险，在学龄前儿童禁用；在学龄儿童使用时也要慎重，特别是后牙区，避免烫伤患儿。

3. 温度测试时均应隔湿，避免对患儿的口腔黏膜或皮肤造成烫伤，以及冷水刺激牙龈，以免引起患儿对出现症状的混淆。

（六）牙髓电活力测试

1. 根据正常对照牙齿和被检查牙齿牙髓对电流刺激的疼痛阈值的不同来检测和评价牙髓状态（图 1-17）。

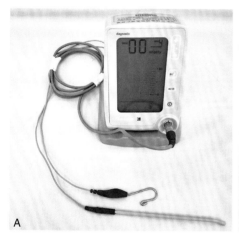
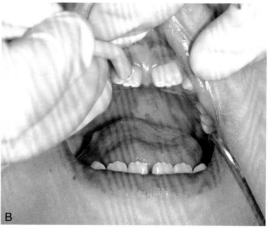

图 1-17　牙髓电活力测试
A. 牙髓电活力测试仪　B. 探头放于牙冠唇面中 1/3

2. 牙髓电活力测试时，要注意对患儿做到充分告知，如可能出现的感觉，出现感觉后的表达方式等。

3. 操作要点

（1）棉卷隔湿，干燥牙面，在测试部位放置牙膏等导电体。

（2）测试部位应避开金属充填体，以免产生假阳性。

（3）探头在牙冠中 1/3 区域测试。

4. 由于乳牙解剖及组织学特点，牙髓活力测试的结果往往不准确，同时此阶段儿童的感知能力及语言表达能力有限，因此，不宜进行牙髓温度测试及电活力测试。

5. 年轻恒牙牙根尚未发育完成，牙髓电活力测试结果的准确性较低，临床中仅作为参考，不推荐过分依赖牙髓活力测试结果。

二、婴幼儿口腔检查

婴幼儿主动配合性及语言表达能力较差,临床检查应尽量轻柔,尽量少的使用工具,以减少对患儿的刺激,降低误伤的可能性。常用的体位是"膝对膝"检查(图1-18),即医师和患儿家长膝对膝就坐,患儿平躺在家长与医师的腿上。患儿头朝向医师,医师双手固定头部,家长协助固定患儿的手和腿。

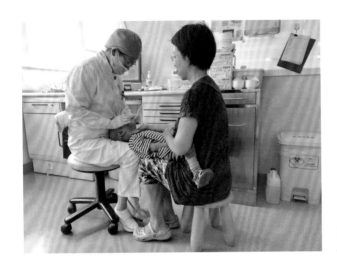

图1-18　"膝对膝"检查体位

三、儿童牙外伤的口腔检查

牙外伤是一种口腔科急症,需要尽快就诊以进行检查和治疗。

当患儿就诊时,除了要对患儿的全身病史和外伤史进行了解外,更重要的是要进行临床检查。在检查前,需要观察患儿的全身情况,包括神智、语言、步态等,排除全身重要器官的损伤。

(一)外伤即刻检查

1. 检查牙齿完整性和颜色,如有折断应确认部位、范围、程度和有无露髓(图1-19,图1-20)。

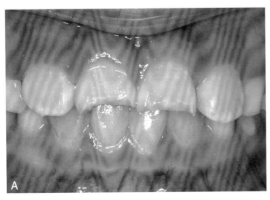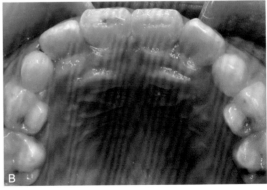

图1-19　11、21牙冠折断

A.唇面观　B.舌面观(11切端可见露髓孔,21未见露髓孔)

2. 如有改变,应确认移动的方向和程度,是否伴发牙槽骨骨折、牙周组织损伤和咬合创伤(图 1-21,图 1-22)。

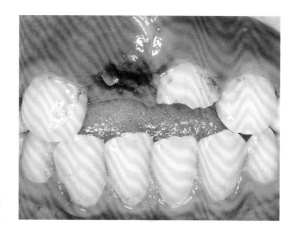

图 1-20　11 挫入,仅远中切角暴露

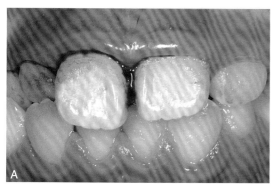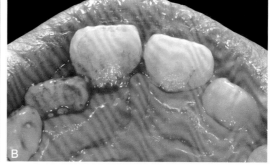

图 1-21　11 部分脱出,牙龈撕裂,龈沟溢血

A. 唇面观　B. 舌面观

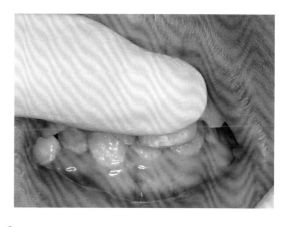

图 1-22　检查咬合创伤

检查咬合创伤的方法是将手指放在外伤牙唇面,嘱患儿做牙尖交错位咬合,感觉牙齿是否有异常动度,或数个牙动度是否一致,从而判断咬合早接触牙。

3. 牙齿动度、对叩诊的反应。

4. X线片检查　应主要观察以下方面:

(1) 牙齿是否有折断,特别是是否存在根折。

(2) 牙周间隙有无改变,是否存在牙槽骨折断。

(3) 邻牙情况。

(4) 是否存在陈旧性外伤。

5. 年轻恒牙外伤 X 线片检查,还应观察牙根发育情况;乳牙外伤应注意牙根有无吸收及吸收方式,观察继承恒牙胚情况。

(二) 复查时临床检查

外伤复查时应详细询问患牙有何不良反应,如有无疼痛,对冷热刺激的反应,咬合时有无不适感觉等,还应重点进行以下检查:

1. 牙齿修复体是否完整,是否存在微渗漏。

2. 牙齿是否有变色,如有变色,应分析变色的原因(图 1-23)。

3. 叩诊、牙齿动度检查。

4. 牙髓感觉测试应与初诊时比较,观察其变化。

5. 复查咬合,特别是牙尖交错𬌗时是否存在咬合创伤。

6. 检查原有牙龈、牙周和口腔软组织损伤的愈合情况,是否存在继发感染。

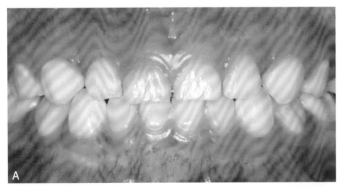

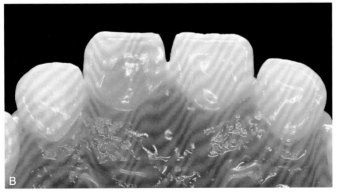

图 1-23　51 外伤后半年,可见牙冠颜色变暗,说明其牙髓可能出现坏死

A. 唇面观　B. 舌面观

7. X线片检查　观察原片中存在的病理性改变的转归,是否出现新的病变。对于乳牙,还应观察继承恒牙情况;对于年轻恒牙应观察牙根继续发育的情况。

第二节　儿童口腔检查常用X线片及判断要点

儿童口腔科常用的X线检查包括根尖片、咬合翼片和全口牙位曲面体层X线片(俗称全景片)及锥形束CT(CBCT)。

一、根尖片

根尖片是儿童口腔科应用最广泛的X线检查方法,主要用于检查牙体、牙周、根尖周及根分叉病变,同时可用于评价根管治疗时根管充填的质量。

根尖片观察的主要内容:

1. 牙冠的完整性,如有龋坏影像,观察其与髓腔的关系(图1-24)。

2. 牙根是否存在折断线、生理或病理性吸收,髓腔的形态、大小,根管形态,根分叉或根尖周骨密度情况(图1-25)。

3. 恒牙胚及发育情况,恒牙胚周围硬骨板的连续性(图1-26)。

4. 年轻恒牙根尖片应注意牙根发育的状态,根管形态及根尖周骨密度情况(图1-27~图1-35)。

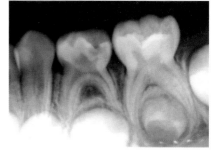

图1-24　74 拾面龋坏接近髓腔,但根周膜清晰,根尖周未见病变,牙根无吸收,下方恒牙胚存在,周围硬骨板连续

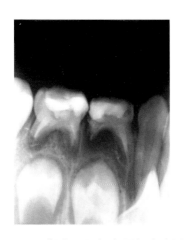

图1-25　84 根分叉及根尖周低密度影,远中根明显吸收,下方恒牙胚存在,周围硬骨板连续,85 牙根管内有根充物影像,但根充不完善,根尖周骨密度减低,伴有牙根吸收

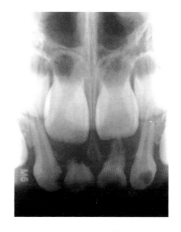

图1-26　51、61 均有大范围的根尖周病变,51 牙根几乎完全吸收,61 牙根外吸收,恒切牙牙胚存在,但周围硬骨板已消失

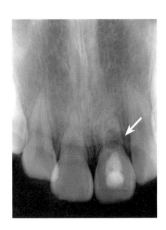

图 1-27　21 牙髓切断术后,牙根内吸收(箭头所示)

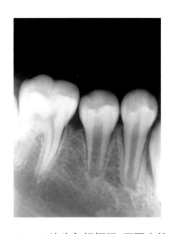

图 1-28　45、44 均为年轻恒牙,牙冠完整,牙根发育 Nolla 8 期,根周膜清晰连续,根尖周骨密度正常

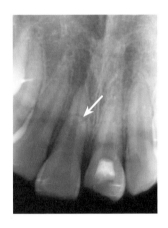

图 1-29　11 根尖 1/3 处可见牙根折断线(箭头所示)

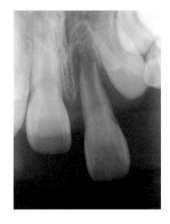

图 1-30　外伤后 21 根尖周膜明显增宽,牙齿部分脱出

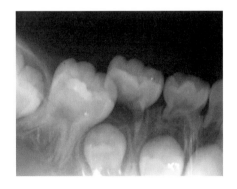

图 1-31　46 异位萌出,导致 85 远中根及髓底完全吸收

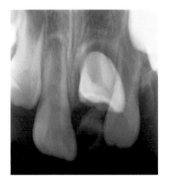

图 1-32　21 萌出方向异常,阻生,此时需拍 CBCT 明确牙齿位置,牙根是否存在弯曲,及牙根弯曲角度

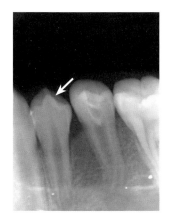

图 1-33　34 畸形中央尖（箭头所示）

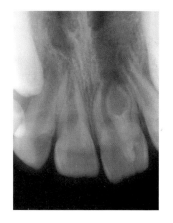

图 1-34　21 牙内陷

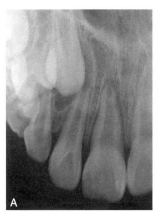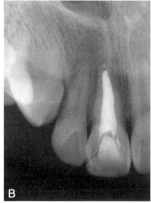

图 1-35　12 牙震荡
A. 12 冠根完整，未见根折线，根周膜间隙均匀连续　B. 外伤后 1 年 12 根管钙化

二、咬合翼片

在儿童口腔科，咬合翼片主要用于检查乳磨牙或恒磨牙的邻面龋坏（图 1-36），可观察邻面龋坏的深度、髓腔的大小及与龋坏的关系，同时也可观察邻面充填体的边缘密合情况（图 1-37），以及牙槽嵴顶是否有吸收。

三、全口牙位曲面体层 X 线片

全口牙位曲面体层 X 线片（俗称全景片）主要用于检查儿童颌骨及乳恒牙发育的整体情况，包括牙齿数目、形态、萌出方向等（图 1-38），同时可用于检查口腔颌面部囊肿、肿瘤、涉及颌骨的外伤等。但其对细微结构的观察不十分清晰，尤其对前牙区域的细微结构显示不清。

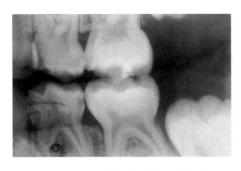

图 1-36　74 远中邻面龋,达牙本质浅层

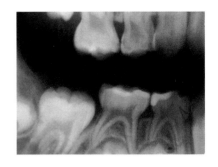

图 1-37　84 远中充填体边缘密合,无悬突

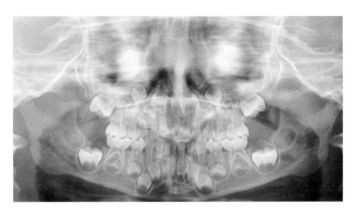

图 1-38　全口牙位曲面体层 X 线片可观察到乳恒牙整体发育情况,但根尖周区域细微结构显示不清晰

四、锥形束 CT

锥形束 CT(CBCT)可以很好地显示病变部位的三维立体影像,在额外牙(旧称多生牙)、弯曲阻生牙的定位方面有重要意义(图 1-39),同时还可用于观察外伤后的根折影像、明确根尖周病变的位置及范围、观察解剖形态异常的根管影像等。

需要指出的是,CBCT 的放射量比较大(通常是全口牙位曲面体层 X 线片的 2~10 倍),不是首选的临床检查手段,在低龄儿童慎用。只有当根尖片或定位根尖片无法明确诊断时,且该诊断直接影响治疗方法的选择时,在患者知情同意的情况下,做好必要的防护,才可以使用。

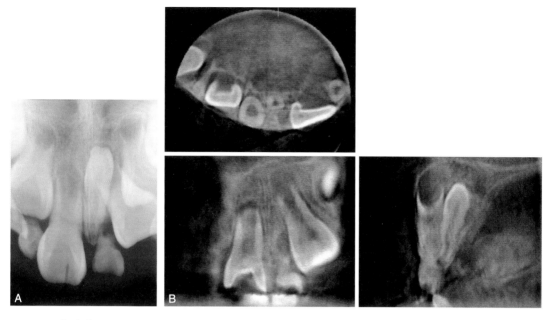

图 1-39　根尖片显示上颌前牙区倒置额外牙,与左侧上颌中切牙牙胚重叠(A),CBCT 可明确额外牙在骨内的三维位置(B)

（吴晓舟　赵双云　杨　杰）

第二章

橡皮障隔离术

一、适应证与禁忌证

（一）橡皮障隔离术的优势及适用范围

橡皮障隔离术可在少牵拉软组织的情况下，获得良好入路和视野，为口腔治疗操作提供干燥、清洁或无菌的术野，缩短治疗时间，提高治疗质量，由于隔绝了气、水和药物等对患儿口腔的刺激，使儿童变得安静并放松，增加手术操作的安全性。常用于窝沟封闭术、树脂修复术、牙髓切断术、根管治疗术等临床操作。

（二）禁忌证

1. 对乳胶橡皮布过敏者。
2. 患有上呼吸道感染、鼻道狭窄或鼻部阻塞严重影响鼻呼吸者。
3. 牙齿萌出不足以安放橡皮障夹者。
4. 位置特别不正的牙齿。
5. 使用正畸固定矫治器者。

二、器械材料

（一）器械准备

1. 打孔器（图 2-1）和橡皮障夹钳（图 2-2）

（1）打孔器：用于在橡皮布上打孔，并可调节孔径。根据直径可分为 0.5mm（乳前牙）、1mm（乳尖牙）、1.5mm（第一乳磨牙）、2mm（第二乳磨牙）、2.5mm（恒磨牙）。

（2）橡皮障夹钳：用于夹持橡皮障夹。

2. 橡皮障支架/面弓（图 2-3） 用于撑开并固定橡皮布，呈 U 形。

3. 橡皮布（图 2-4）和橡皮障夹（图 2-5）

（1）橡皮布：是橡皮障的主体功能部分，起到隔湿作用。根据尺寸分为边长 150mm（适用于混合牙列或恒牙列）和边长 125mm（适用于乳牙列或混合牙列）；根据厚度可分为 0.15mm、0.2mm、0.25mm、0.3mm、0.35mm。

（2）橡皮障夹：作用是固定套在牙齿上的橡皮布，结构分为夹臂和弓部，其中夹臂是功能部分，弓的作用是连接夹臂并提供卡抱力。夹臂进一步可分为翼（用来遮挡橡皮布）、喙

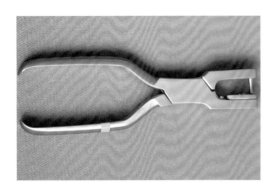

图 2-1　打孔器

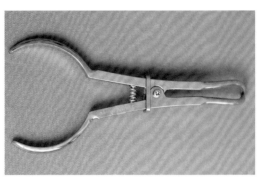

图 2-2　橡皮障夹钳

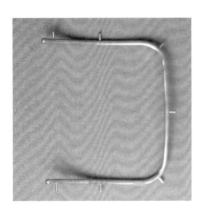

图 2-3　橡皮障支架 / 面弓

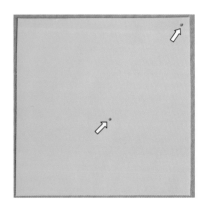

图 2-4　橡皮布
白色尖头所指为指示孔,一般打在左
上;黄色箭头为对应治疗牙的孔

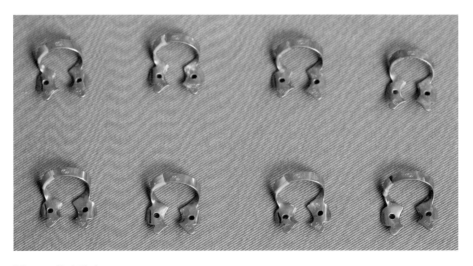

图 2-5　橡皮障夹

(夹持牙体组织)和孔(橡皮障夹钳固定的部位)。针对不同牙位,设计有不同型号的橡皮障夹。

(二)辅助工具

1. 开口器　使用橡皮障的过程中,患儿需要保持开口,开口器可缓解疲劳。
2. 定位板　辅助定位打孔位置。
3. 牙线
4. 楔线(图2-6)　辅助固定橡皮布。

三、操作步骤

(一)基本技术

1. 局部浸润麻醉　患儿对局麻较为抵触时,也可采用局部牙龈表面麻醉(图2-7)。

2. 在基牙上试橡皮障夹　一般应选择患牙远中牙齿作为基牙,若患牙为牙列最末端牙齿,则以患牙为基牙。在橡皮障夹的弓上拴牙线,用夹钳将夹子上到基牙上(图2-8)。

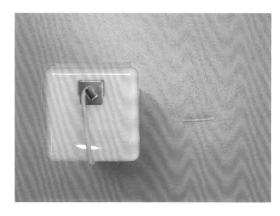

图2-6　楔线

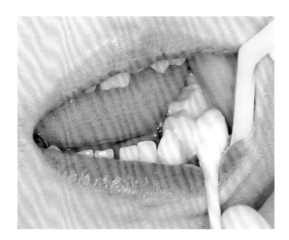

图2-7　表面麻醉74、75颊侧牙龈

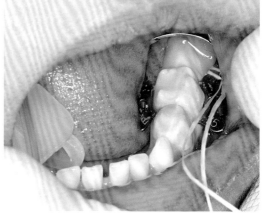

图2-8　橡皮障夹喙夹持在基牙牙颈部,注意不要压迫牙龈。要求固位稳定,前后向及颊舌向无翘动

3. 根据需要隔离的牙齿决定橡皮布上打孔的数目及位置　将橡皮障夹放入橡皮布的孔内,然后将夹钳插入夹孔内,打开夹子上到基牙上。在放置过程中护士需要协助将橡皮布尽量平展开,以保证视野清楚(图2-9~图2-11)。

4. 确定橡皮障夹放置稳定且未伤及软组织后,用手指或器械将橡皮布拨至橡皮障夹的翼下,充分暴露出患牙(图2-12,图2-13)。

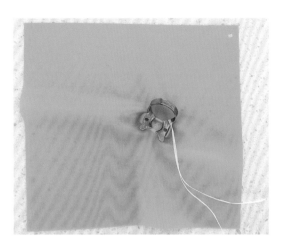

图 2-9　在橡皮障相应位置打孔,将拴好牙线的橡皮障夹插入孔内

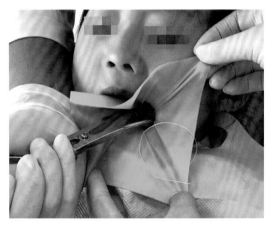

图 2-10　上橡皮障时,护士协助展开橡皮布

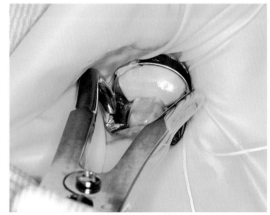

图 2-11　用夹钳将橡皮障夹连同橡皮布上到基牙上,医师需要视线穿过橡皮布孔来定位牙齿

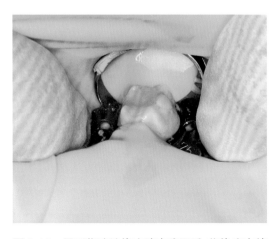

图 2-12　用手指确认橡皮障夹稳固后,将橡皮布拨至橡皮障夹的翼下

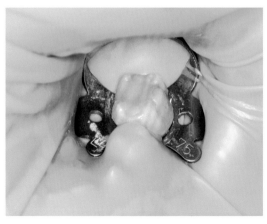

图 2-13　橡皮障系统安装完成,75 充分暴露

（二）多颗牙同时治疗时的橡皮障隔离术

1. 隧道法　适用于 2~3 颗相邻乳牙一起治疗。在定位打孔时,可把 2~3 颗相邻牙位的孔打通,使用一个橡皮障夹,在最远中基牙上放置橡皮障,前端卡在最近中牙齿的近中面上(图 2-14),如固定不牢固,可配合使用楔线固定橡皮布(图 2-15)。

2. 多象限橡皮障技术　全身麻醉下多个象限同时治疗时可打多孔,上、下颌同时使用橡皮障隔离。此时需要大号橡皮布和大号面弓(图 2-16)。

（三）面弓固定

橡皮障夹就位后,将橡皮布撑开绷在面弓四个角的挂钩上,面弓开口向上,多余橡皮布部分可拉至同侧对角上。上好的橡皮布应完全覆盖口腔且不遮挡患者的鼻部(图 2-17)。

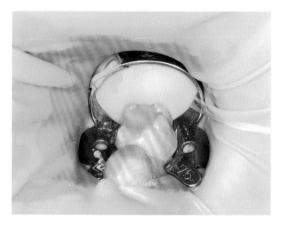

图 2-14　同时暴露 74、75,橡皮障夹夹在 75 上,前端橡皮布卡在 74 近中面;此方法常用于乳磨牙双邻面洞的治疗中

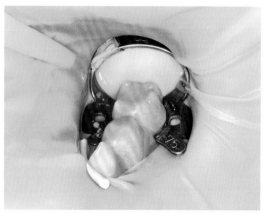

图 2-15　同时暴露 73、74、75,73 近中放置楔线固定橡皮布

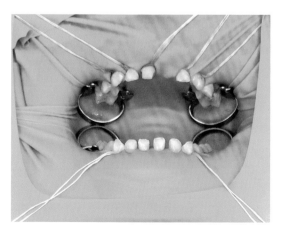

图 2-16　使用 4 颗第二乳磨牙橡皮障夹,同时上全口牙橡皮障,适用于全身麻醉下多颗牙治疗,可很好隔离气道污染,预防相关并发症

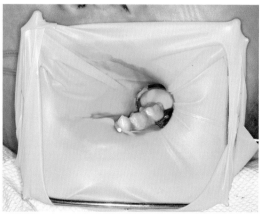

图 2-17　橡皮布用面弓固定后,口腔完全隔开,且不遮挡鼻部

（四）去除橡皮障

治疗结束后,将术区内碎屑、液体清理干净,用镊子将楔线从殆方抽离,然后用夹钳夹住橡皮障夹将橡皮障连同面弓一起取出(图2-18,图2-19)。

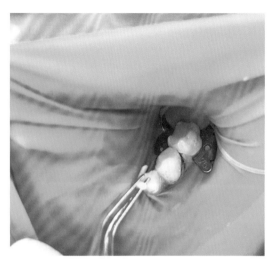

图2-18　用镊子将楔线从牙间隙抽离

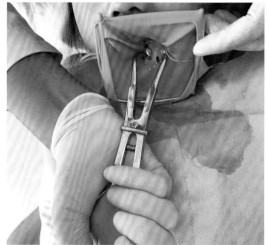

图2-19　用夹钳将橡皮障整体取下

小贴士

1. 根据患牙位置选择橡皮障固定夹,在橡皮障固定夹上拴牙线预防滑脱误吞,牙线应位于患牙颊侧方向。

2. 隧道法时,橡皮障可能有侧漏,使用刺激性药物时应配合强力吸引器,及时吸出药物,以免刺激口腔黏膜,同时应注意观察患儿呼吸情况,及时为患儿吸出橡皮障下口底唾液,避免呛咳。

3. 拆除橡皮障时,如果使用牙线或楔线固定橡皮布,应先取下牙线或楔线,再取橡皮布,避免造成牙齿和牙龈损伤。

（王岐麟　徐征　秦满）

第三章

窝沟封闭术与预防性树脂充填

第一节 窝沟封闭术

一、适应证

1. 窝沟深,特别是可插入或卡住尖探针的患牙。
2. 对侧同名牙患龋或有患龋倾向的牙齿。

二、器械材料

1. 牙体预备器械 低速手机、清洁毛刷(图 3-1)。
2. 封闭用材料 磷酸酸蚀剂、一次性小毛头、窝沟封闭剂、咬合纸(图 3-2)。

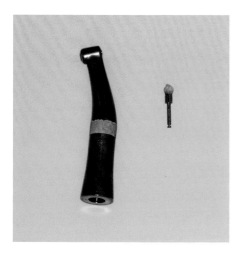

图 3-1 低速手机、清洁毛刷

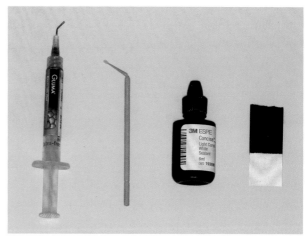

图 3-2 磷酸酸蚀剂、一次性小毛头、窝沟封闭剂、咬合纸(从左至右)

三、操作步骤

1. 在低速手机上使用清洁毛刷蘸 2% 氯亚明氯胺 -T,以清理窝沟内软垢(图 3-3~图 3-5)。

2. 棉卷隔湿(条件允许下应使用橡皮障),吹干。涂布磷酸酸蚀剂(图 3-6)。

3. 高压水冲洗牙面,冲洗时间应大于酸蚀时间。

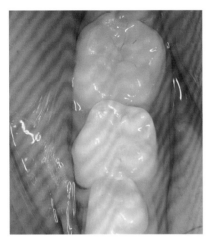

图 3-3　46 窝沟深,未探及龋坏及卡探针现象

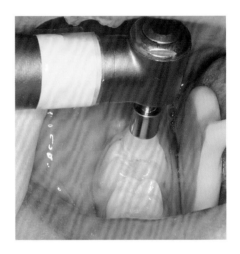

图 3-4　清洁毛刷清理 46 窝沟内软垢

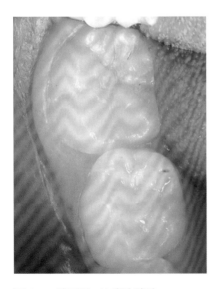

图 3-5　清理后,46 窝沟清洁

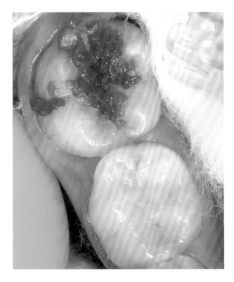

图 3-6　在 46 牙尖嵴 2/3 需要封闭的窝沟处涂布磷酸酸蚀剂,酸蚀牙面 30 秒

4. 牙面吹干,隔湿(图 3-7)。

5. 均匀涂布窝沟封闭剂,必要时用探针排出气泡(图 3-8~ 图 3-9),光固化 20 秒。

6. 调𬌗,检查(图 3-10)。

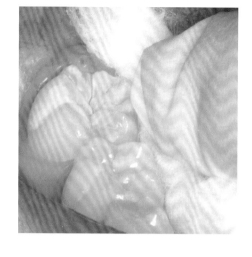

图 3-7 酸蚀吹干后 46 牙面呈白垩色

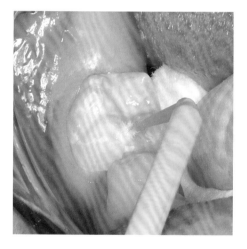

图 3-8 一次性小毛头均匀涂布封闭剂

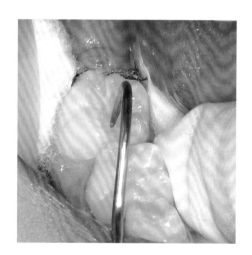

图 3-9 探针帮助排出气泡

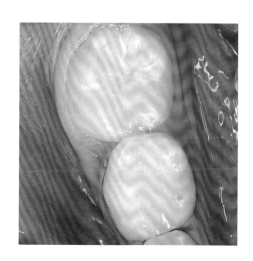

图 3-10 46 窝沟封闭术后

小贴士

1. 𬌗面未完全萌出时,应注意排龈。

2. 上颌第一恒磨牙的远中舌沟、下颌第一恒磨牙的颊沟和远颊沟,以及上颌切牙的舌侧窝均为龋病易发生部位,治疗过程中应注意避免遗漏。

3. 涂布封闭剂时若涂布过多,可使用一次性小毛头蘸去多余封闭剂,避免光照后大量调𬌗。

第二节　预防性树脂充填

一、适应证与禁忌证

(一) 适应证
磨牙窝沟点隙的局限性龋坏,其余窝沟深,有患龋倾向者。

(二) 禁忌证
对树脂、粘接剂等材料过敏者。

二、器械材料

1. 牙体预备特殊钻针　1/4 号球钻(图 3-11)

2. 充填用材料　磷酸酸蚀剂、一次性小毛头、SL-bond 粘接剂、流动树脂、复合树脂、咬合纸(图 3-12)。

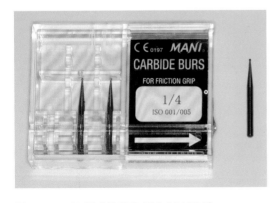

图 3-11　1/4 号球钻(FG ISO 001/005)

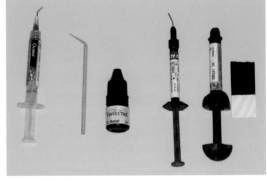

图 3-12　磷酸酸蚀剂、一次性小毛头、SL-bond 粘接剂、流动树脂、复合树脂、咬合纸(从左至右)

三、操作步骤

1. 橡皮障隔湿,清洁牙面,去除窝沟内软垢、菌斑(图 3-13)。

2. 去腐　选择合适的钻针去净腐质,不做预防性扩展(图 3-14)。

3. 酸蚀　磷酸酸蚀牙面 30 秒(图 3-15)。酸蚀过程中,不可使用探针触探酸蚀过的牙面,避免破坏牙面正常组织结构。

4. 高压气枪冲洗牙面,吹干,窝洞内涂布粘接剂(图 3-16),轻轻吹匀,光固化 20 秒。

5. 窝洞内使用流动树脂充填(图 3-17),窝洞宽度大于 1.5mm 时应使用复合树脂充填(图 3-18)。

6. 光固化 20 秒(图 3-19),吹干牙面,未发生龋坏的窝沟涂布窝沟封闭剂。

7. 检查咬合,适当调𬌗,抛光(图 3-20)。

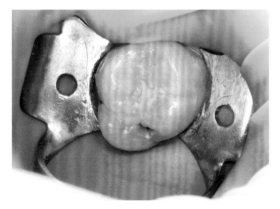

图 3-13　16 上橡皮障,𬌗面见窝沟封闭剂,边缘不密合,远中窝沟局限性龋坏

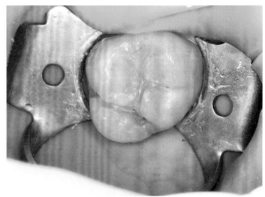

图 3-14　16 去净腐质后达牙本质浅层

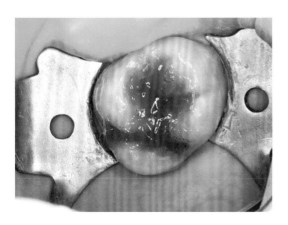

图 3-15　酸蚀剂需覆盖整个充填范围

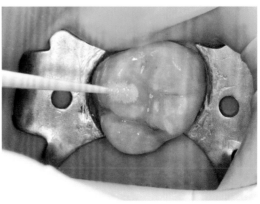

图 3-16　均匀涂布粘接剂

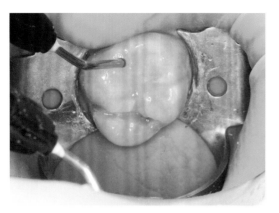

图 3-17　流动树脂充填窝洞

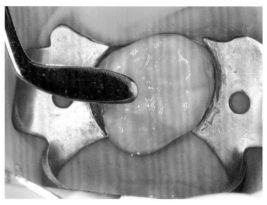

图 3-18　复合树脂充填较宽窝洞

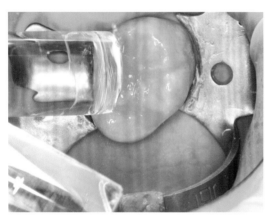

图 3-19　光固化 20 秒

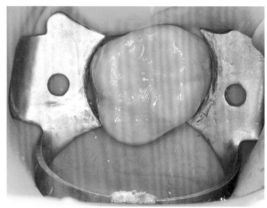

图 3-20　16 预防性树脂充填术后,窝沟光滑,不卡探针

小贴士

　　1. 去腐时,选择合适钻针,先从 1/4 号球钻(FG ISO 001/005)或 1/2 号球钻(FG ISO 001/006)开始,不进行预防性扩展,避免破坏正常牙体组织。

　　2. 流动树脂充填时,可使用探针引导出多余气泡。

（周志雄　马文利）

第四章

畸形中央尖加固术与充填术

第一节　畸形中央尖加固术

一、适应证

畸形中央尖完整,形态尖细有折断风险,牙齿尚未建𬌗。

二、操作步骤

1. 橡皮障隔湿(图 4-1),清洁牙面,包括中央尖表面及周围窝沟处。
2. 磷酸酸蚀中央尖周围牙面及窝沟处 30 秒(图 4-2)。

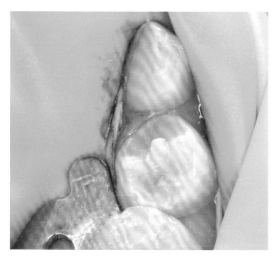

图 4-1　24 高耸畸形中央尖,未见折断

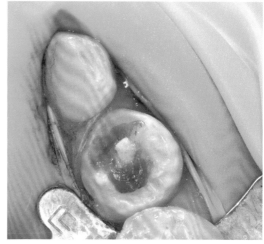

图 4-2　磷酸酸蚀

3. 高压水冲洗牙面,冲洗时间大于酸蚀时间,后吹干(图 4-3)。

4. 畸形中央尖及窝沟内涂布粘接剂(图 4-4),轻轻吹匀,光固化 20 秒。

5. 复合树脂或流动树脂堆积在中央尖周围,树脂量自基底部至尖部逐渐减少(图 4-5),光固化 20 秒。

6. 剩余窝沟使用流动树脂充填或窝沟封闭剂涂布,光固化 20 秒(图 4-6)。

7. 检查咬合　如果有高点可适当调𬌗,但不要磨损畸形中央尖部分(图 4-7)。

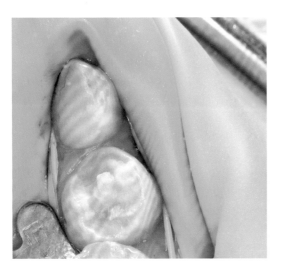

图 4-3　冲洗吹干后牙面釉质呈白垩色

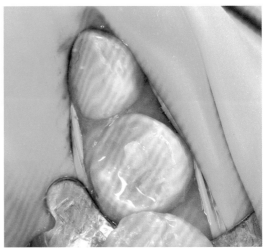

图 4-4　24 涂布粘接剂后呈光亮状态

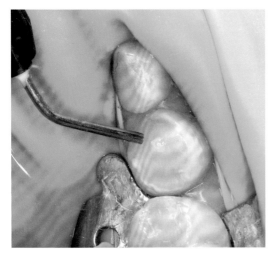

图 4-5　24 畸形中央尖形成较粗圆锥形状

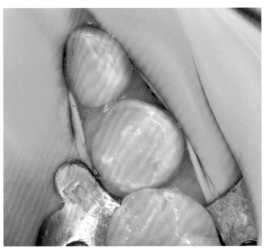

图 4-6　24 树脂光固化后

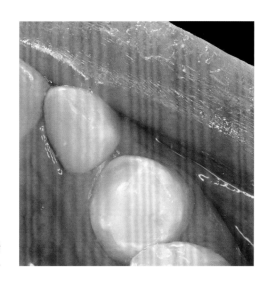

图 4-7　24 畸形中央尖加固术后

小贴士

1. 术前检查咬合非常关键,只有未建𬌗,有加固空间的病例才可使用畸形中央尖加固术。

2. 加固充填时,充填体的顶点应是畸形中央尖的顶点,即不增加该牙的高度,这样可尽量避免术后调𬌗,也就避免了对畸形中央尖釉质的损伤。

3. 行畸形中央尖加固术时,注意封闭患牙窝沟处,避免微渗漏发生,降低充填体寿命。

第二节　畸形中央尖充填术

一、适应证与禁忌证

(一) 适应证
1. 畸形中央尖完整,但尖细易折者。
2. 畸形中央尖已折断,无自觉不适,临床及辅助检查均未发现牙髓状况异常者。

(二) 禁忌证
畸形中央尖折断后,临床及辅助检查发现牙髓情况异常者。

二、操作步骤

1. 建议局部麻醉后上橡皮障(图 4-8,图 4-9)。

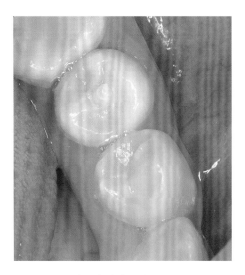

图 4-8　35 畸形中央尖折断

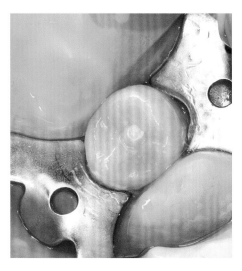

图 4-9　35 上橡皮障后

2. 沿折断部分开始整体磨除中央尖,并在基底部进行备洞,备洞深度为 1.5~2.0mm(图 4-10)。要求备洞的洞缘需覆盖中央尖基底边缘。

3. 备洞后,冲洗吹干窝洞,仔细检查是否出现露髓情况,尤其注意髓角处。确认无露髓情况后光固化 $Ca(OH)_2$ 制剂(Dycal)或光固化玻璃离子(GIC)行间接盖髓(图 4-11)。

4. 磷酸酸蚀　注意酸蚀窝洞及周围窝沟处(图 4-12)。

5. 冲洗,轻吹干,窝洞及窝沟内涂布粘接剂(图 4-13),轻轻吹匀,光固化 20 秒。

6. 复合树脂充填窝洞,周围窝沟内涂布封闭剂(图 4-14)。

7. 调𬌗、抛光(图 4-15)。

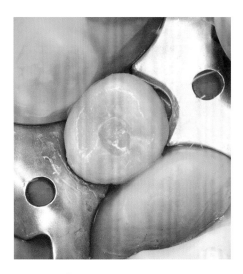

图 4-10　磨除中央尖并在基底部备洞

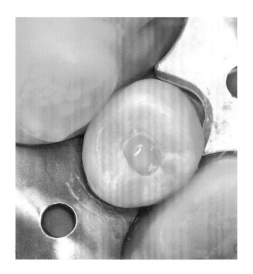

图 4-11　光固化 GIC 间接盖髓

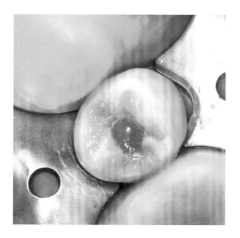

图 4-12　磷酸酸蚀窝洞及周围窝沟处

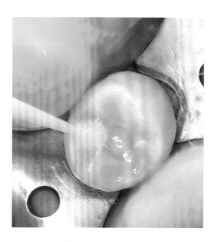

图 4-13　涂布粘接剂后

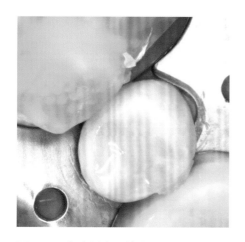

图 4-14　复合树脂充填窝洞

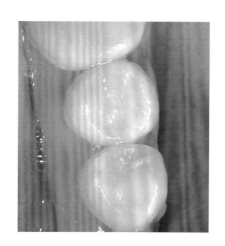

图 4-15　35 畸形中央尖充填术后

小贴士

1. 治疗前需明确患牙牙髓状况,拍摄 X 线片,观察牙根发育程度、髓角高度,排除年轻恒牙根尖病变。术前 X 线片可作为术后观察牙根继续发育的对比基线。

2. 备洞后,应仔细查看近髓处,如果发现露髓孔,直径小于 1mm,生理盐水冲洗止血后,Dycal 直接盖髓,光固化 GIC 垫底,复合树脂充填;如果露髓孔直径大于 1mm,行部分牙髓切断术。

（周志雄　马文利）

第五章

乳磨牙Ⅱ类洞的制备和充填

一、适应证

乳磨牙邻面龋。

二、器械材料

(一) 牙体预备相关器械

1. 涡轮机、低速手机。
2. 备牙钻针　裂钻、球状金刚砂车针;慢速球钻(图 5-1)。
3. 橡皮障相关器械。
4. 局部麻醉相关器械。

(二) 充填相关器械及材料

1. 成形片、排龈线(可选)、楔子(可选)(图 5-2)。
2. 水门汀充填器、树脂压光器、树脂雕刻刀(图 5-3)。
3. 护髓及垫底相关材料　氢氧化钙复合物、玻璃离子水门汀、光固化玻璃离子。
4. 粘接及充填相关材料　全酸蚀 / 自酸蚀粘接系统、复合树脂。
5. 调磨及抛光钻针　金刚砂车针、矽粒子(图 5-4)。

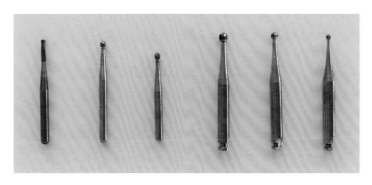

图 5-1　裂钻、球状金刚砂车针、慢速球钻(从左至右)

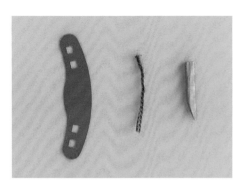

图 5-2　成形片、排龈线、楔子(从左至右)

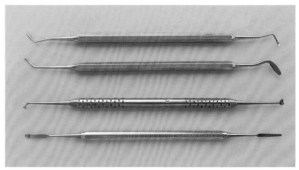

图 5-3　挖匙、水门汀充填器、树脂压光器、树脂雕刻刀(从上至下)

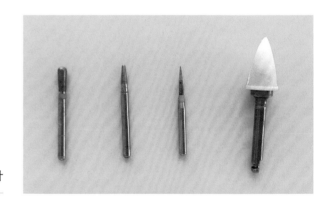

图 5-4　调磨及抛光钻针

6. 咬合纸、牙线等。

三、操作步骤

1. 局部麻醉,放置橡皮障(图 5-5)。

2. 去腐及邻面洞形的制备　使用裂钻或涡轮球钻,自边缘嵴向龈方打开去腐通路,依照龈壁深度向颊、舌侧扩展,形成梯形邻面洞形,轴壁与髓腔形态一致(图 5-6)。打开接触区,保留龈壁宽度 1mm(图 5-7)。慢速球钻或挖匙去腐。根据𬌗面去腐后的洞形设计鸠尾的位置及宽度,修整清洁洞形,去除无基釉,使线角圆钝。

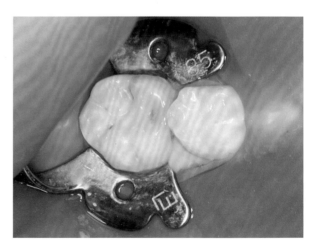

图 5-5　84 远中边缘嵴、85 近中边缘嵴呈墨浸状颜色改变

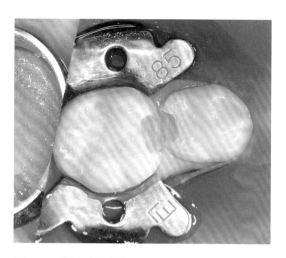

图 5-6 使用裂钻或者金刚砂涡轮球钻,自边缘嵴向龈方打开去腐通路,去腐

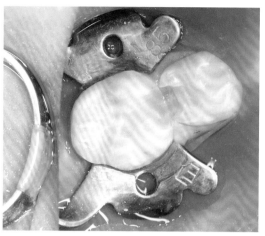

图 5-7 依照龈壁深度向颊、舌侧扩展,形成梯形邻面洞形,轴壁与髓腔形态一致。打开接触区,保留龈壁宽度 1mm

3. 清洁窝洞,近髓处需用氢氧化钙类材料(如 Dycal)做间接盖髓处理,对深层牙本质暴露处使用玻璃离子类材料(玻璃离子水门汀或光固化玻璃离子)进行洞衬或垫底。

4. 全酸蚀法粘接 牙面涂布酸蚀剂,酸蚀面积包括牙面的所有窝沟点隙(图 5-8),冲洗吹干(图 5-9),涂布粘接剂(图 5-10,图 5-11),光固化。

5. 放置成形片和楔子(可选)(图 5-12)。

6. 斜向分层充填树脂(每层≤2mm)(图 5-13),光固化。窝沟封闭未发生龋坏的窝沟(图 5-14),光固化(图 5-15)。

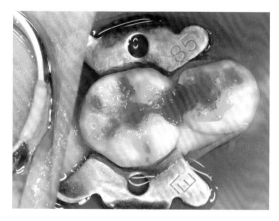

图 5-8 涂布酸蚀剂,酸蚀面积包括牙面的所有窝沟点隙

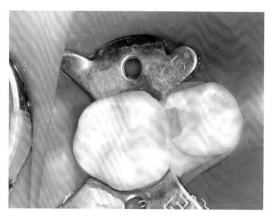

图 5-9 冲洗吹干,吹干后窝洞内湿润

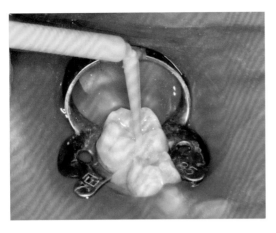

图 5-10　涂布粘接剂,在窝洞内反复涂擦 10 秒

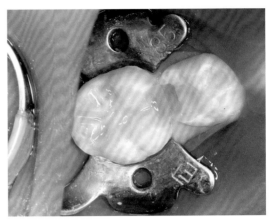

图 5-11　粘接剂涂布后,用气枪吹成一均匀薄层

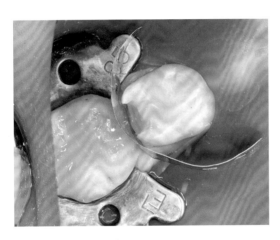

图 5-12　放置成形片

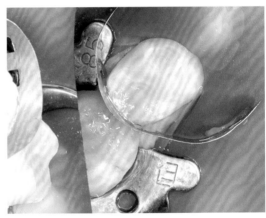

图 5-13　斜向分层充填树脂,每层树脂的厚度≤2mm,分层固化

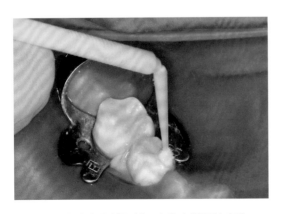

图 5-14　涂布窝沟封闭剂至未发生龋坏的窝沟

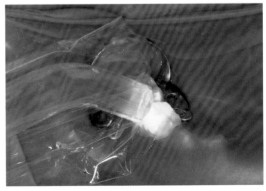

图 5-15　光固化

7. 初步修形,调𬌗(图5-16),抛光(图5-17,图5-18)。

8. 撤除橡皮障后,用咬合纸检查咬合,精细调𬌗,抛光(图5-19),充填操作完成(图5-20)。

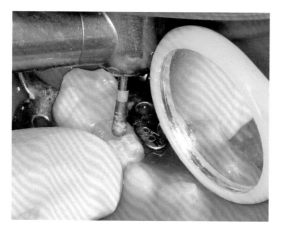

图5-16　初步调𬌗

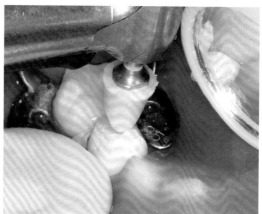

图5-17　初步抛光

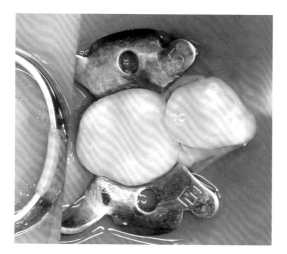

图5-18　充填完成,撤除橡皮障前

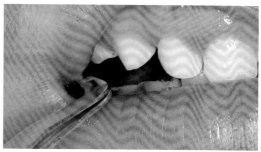

图5-19　撤除橡皮障后检查咬合

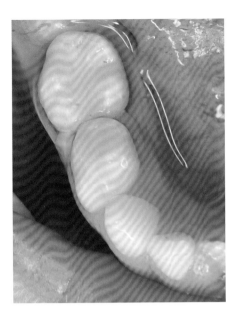

图 5-20　充填操作完成

小贴士

1. 放置成形片前,需预先弯制成邻面弧形,以恢复邻面接触关系。

2. 当邻面缺损较大,龈阶被破坏时,可在成形片放置后,在其龈方插入楔子,既可防止树脂充填时形成悬突对牙龈造成刺激,又可起到固定成形片的作用。

3. 邻面去腐备洞时应尽量保护牙龈,避免损伤出血而影响充填。如充填时牙龈出血,可用蘸有止血剂的小棉球轻压 2 分钟止血。成形片和楔子也可起到良好的压迫止血作用。对于邻面破坏达龈下的牙齿,可使用排龈线,既可止血也可排龈。

4. 充填操作过程中,涂布粘接剂的时间与光固化的时间要求,根据粘接系统的种类及固化灯的具体功率而有所差异,详见各粘接系统的使用说明书。

（徐　赫　李　静）

第六章

乳牙预成冠修复术

第一节 乳磨牙金属预成冠

一、适应证与禁忌证

（一）适应证

1. 牙齿破坏较大，充填体难以获得抗力形和固位形的多个牙面龋坏的患牙（＞两面洞）。
2. 牙颈部龋蚀无法制备龈壁者，邻面龋不易恢复与邻牙接触关系者。
3. 牙冠形态不佳（釉质发育不全、牙外伤冠折）。
4. 龋病处于活跃期，易发生继发龋。
5. 间隙保持器中做固位体。
6. 牙髓治疗后。

（二）禁忌证

1. 不能配合治疗的患儿。
2. 乳磨牙牙体形态异常或缺损面积过大，而难于获得足够固位者。
3. X线片显示乳磨牙牙根吸收超过1/2者。
4. 对金属过敏者。

二、器械材料

（一）牙体预备器械

1. 涡轮机头。
2. 备牙钻针 金刚砂车针（图6-1）、金刚砂杵状车针（桃形/轮状）（图6-1）。

（二）预成冠修整器械

1. 金属预成冠（图6-2）。
2. 直机头。

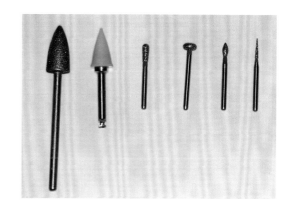

图 6-1 备牙及备冠钻针

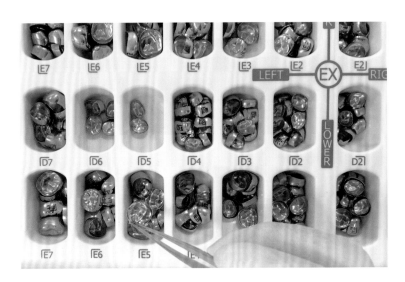

图 6-2　乳磨牙金属预成冠

3. 备冠钻针　金刚砂车针(图 6-1)。

4. 冠修正器械　金属剪(弯剪、直剪)、邻面成形钳、收边钳。

5. 金属预成冠抛光设备。

(三) 粘接相关材料

玻璃离子粘接剂、调拌刀(图 6-3)、牙线、挖匙等。

三、操作步骤

(一) 术前检查

检查患牙情况,龋坏涉及多个牙面且面积较大的患牙,建议行预成冠修复。治疗时需局部麻醉且使用橡皮障隔湿(图 6-4)。

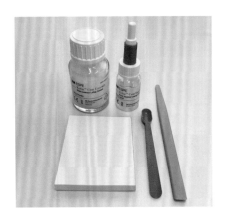

图 6-3　粘接用玻璃离子粘接剂

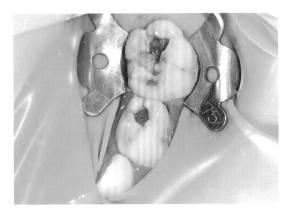

图 6-4　74、75 龋坏面积大,计划行预成冠修复。局部麻醉,使用橡皮障隔湿

（二）牙体预备

1. 去腐，护髓，充填。如有牙髓感染，需先行牙髓治疗。去腐时应降低薄壁弱尖，同时做牙体预备。充填体的𬌗面不必过高，如果患牙邻面龋坏，充填时无需恢复邻面接触关系，尽可能充填成预备体的形态（图6-5）。

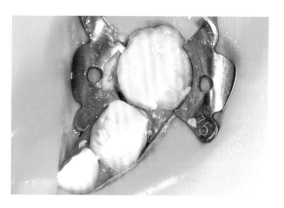

图6-5　74、75去净腐质后玻璃离子水门汀充填，未恢复邻面接触关系

2. 咬合面预备　根据牙齿外形及咬合情况，均匀降低𬌗面约1~1.5mm（图6-6），使用橡皮障时用邻牙作参考。

3. 近、远中面预备　预备量约为1mm或者探针能顺利通过，注意不要伤及邻牙，不要有悬突和台阶，点线角圆钝（图6-7）。第二乳磨牙远中一定要预备，否则预成冠易导致或加重相应位置处第一恒磨牙的异位萌出。

4. 颊舌面一般不需预备，除非有明显的凸起可能干扰预成冠就位。

5. 预备体龈缘应位于龈下1mm。

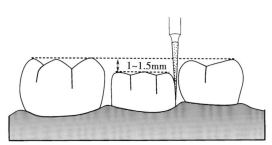

图6-6　牙体预备

𬌗面1.0~1.5mm，邻面约1mm

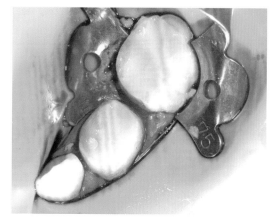

图6-7　74、75牙体预备完成

（三）预成冠制备

1. 选择预成冠

（1）用卡尺根据邻牙近远中接触点来测量预成冠的大小；如邻牙缺失，可根据对侧牙或X线片测量。

（2）冠的尺寸不宜偏大。

（3）注意不要占用邻牙空间，邻接关系适当。

2. 试戴牙冠

（1）预成冠试戴方向：下颌牙冠从舌侧向颊侧试戴（图6-8），上颌牙冠从颊侧向舌侧试戴，而不是垂直就位。

（2）就位时应发出"咔哒"声响。

（3）就位后如牙龈明显发白，则用铅笔在预成冠龈缘处画线，在线下方1mm外用金刚砂轮(图6-9)或剪子(图6-10)修整边缘，直到预成冠对牙龈无压迫。

（4）拆除橡皮障，检查咬合，预成冠就位后应尽可能达到咬合平衡(图6-11)。

（5）预成冠取下方向：下颌预成冠从颊侧向舌侧旋转取出，上颌预成冠从舌侧向颊侧旋转取出(图6-12)。

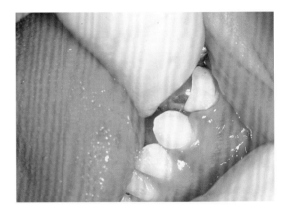

图6-8　预成冠试戴方向
下颌从舌侧向颊侧试戴，而不是垂直就位

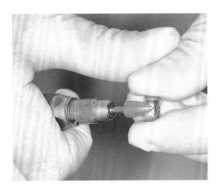

图6-9　用金刚砂轮修整预成冠边缘

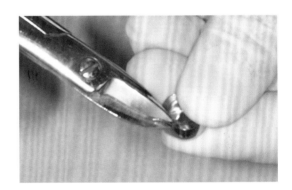

图6-10　用剪刀剪短预成冠边缘

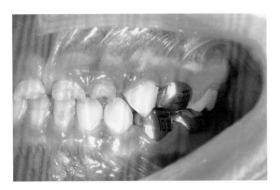

图6-11　拆除橡皮障检查咬合关系，同时需检查是否有冠边缘过长导致牙龈发白的情况

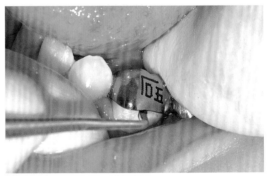

图6-12　使用挖匙或去冠钳取下预成冠
预成冠取下方向：上颌预成冠从舌侧向颊侧旋转取出，下颌预成冠从颊侧向舌侧旋转取出

（6）修整后应再次收紧预成冠颈部（图 6-13），以获得良好固位。

（7）预成冠边缘磨成刃状，用橡皮轮或硒粒子抛光石抛光（图 6-14）。

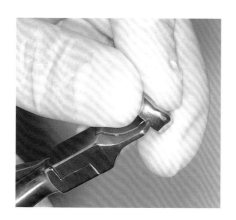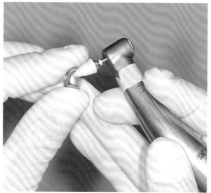

图 6-13　用收边钳收紧预成冠颈部　　图 6-14　用硒粒子抛光边缘

（四）预成冠粘接

1. 隔湿充分。

2. 乙醇棉球消毒预成冠。

3. 使用粘接用玻璃离子粘接预成冠，需要注意的是粘接剂应全面覆盖预成冠内侧面（图 6-15），以避免因缺少粘接剂而形成空隙。

4. 一定要在粘接剂硬化前清洁多余粘接剂。可使用乙醇棉球擦去表面大部分粘接剂（图 6-16），用牙线去除邻面粘接剂（图 6-17），最后用小乙醇棉球擦去表面残余的粘接剂。也可待粘接剂稍硬化，处于半凝固状态时用探针或挖匙去除多余的粘接剂。

5. 粘接后使用棉卷咬合固位，待硬。

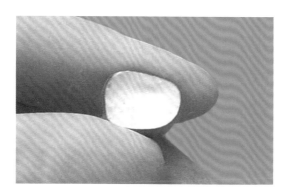

图 6-15　粘接剂全面覆盖预成冠内侧面

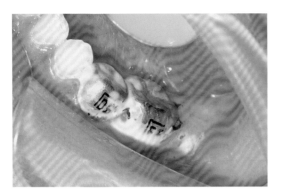

图 6-16　粘接即刻

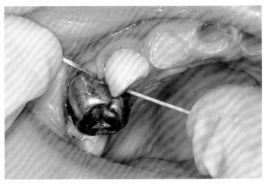

图 6-17　邻面粘接剂可用牙线辅助取出

小贴士

　　1. 预成冠的选择　由于牙体组织长期缺损导致患牙处间隙变化,会增加选冠难度,此时可以:①选择不同品牌的牙冠试戴(图 6-18);②用邻面成形钳调整近远中径宽度;③减小颊舌径以减小预成冠的型号;④下颌乳磨牙可酌情试用上颌乳磨牙预成冠。

　　2. 牙体预备量充足,但试冠时出现咬合高的情况,则需检查:①冠是否完全就位,如果不能完全就位,重点检查邻面是否有台阶,线角处是否过于尖锐;②对𬌗牙是否由于患牙长期缺损而下垂,如果是,可少量调磨对𬌗乳牙。

　　3. 第二乳磨牙远中一定要预备,否则选择的预成冠过大,与其远中面不贴合,刺激牙龈,同时阻挡第一恒磨牙的正常萌出。

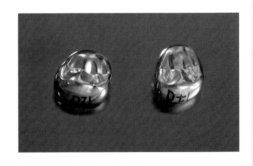

图 6-18　同一牙位同一型号不同品牌的预成冠

第二节　乳前牙透明成形冠

　　使用赛璐珞透明冠修复前牙大面积牙体缺损,可以帮助获得良好外形和光洁度,与单纯光固化复合树脂充填相比,由于增加了粘接面积和树脂体积,可获得较好的固位力和抗力,另外,由于减少了口内操作时间,更容易获得患儿的配合。

一、适应证与禁忌证

(一) 适应证

前牙大面积缺损(图 6-19)。

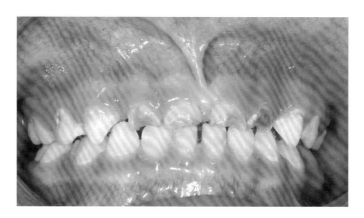

图 6-19　上颌乳前牙大面积龋坏

(二) 禁忌证

1. 不能配合治疗的患儿。
2. 前牙缺损面积过大(如残留牙体组织少于 1/3)难于获得足够固位者。
3. X 线片显示牙根吸收达 1/3 以上,或存在严重根尖周病变不宜保留的牙齿。

二、器械材料

赛璐珞透明冠(图 6-20)。

三、操作步骤

1. 常规去除腐质,并在接触点位置均匀磨除 0.5~1mm,使牙齿聚合度为 0°,形成刃状肩台,线角调整平滑(图 6-21)。

2. 近髓处常规护髓处理(可用光固化玻璃离子水门汀或光固化氢氧化钙制剂等)。

3. 根据牙齿近远中径选择大小合适的透明冠。

4. 用探针在冠的远中切角处,制备排溢孔,同时兼做标志孔,注意不要破坏邻面(图 6-22)。

5. 根据邻牙高度和咬合关系确定冠高度,用锐利剪刀修剪赛璐珞透明冠的边缘(图 6-23)至高度合适,且冠边缘平滑,并使冠边缘位于龈下 1mm。

6. 试戴调整好的赛璐珞透明冠,要注意多个冠需同时戴入(图 6-24),以观察是否协调。

7. 建议使用全酸蚀粘接系统处理牙面(图 6-25),酸蚀 30 秒,冲洗,吹干牙面,涂布全酸蚀粘接剂,光照。选用颜色适合的树脂填入透明冠内,使树脂充满牙冠的 2/3 左右(图 6-26)。

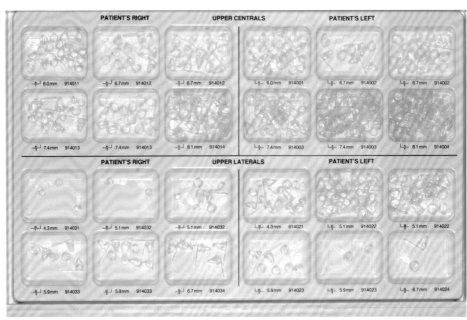

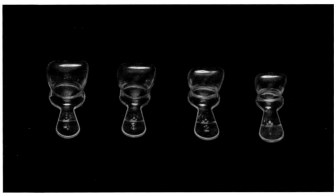

图 6-20　不同大小的赛璐珞透明冠

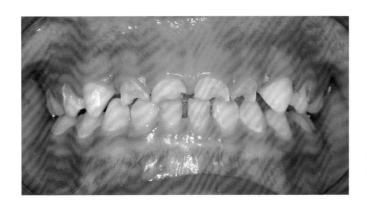

图 6-21　去净腐质,牙体预备后

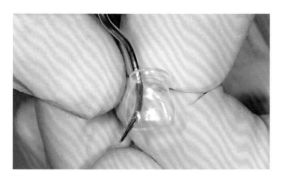

图 6-22　用探针在冠的远中切角处制备排溢孔

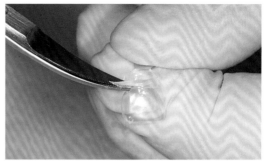

图 6-23　用锐利剪刀修剪赛璐珞透明冠的边缘

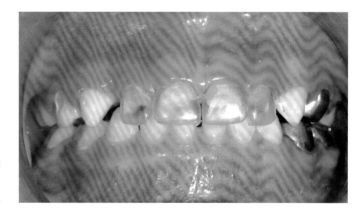

图 6-24　试戴赛璐珞透明冠,可见牙冠高度及间隙协调

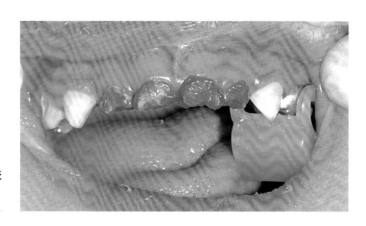

图 6-25　建议使用全酸蚀粘接系统处理牙面

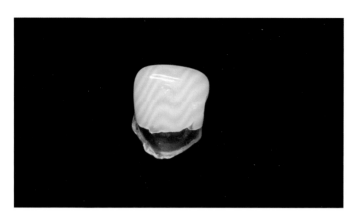

图 6-26 树脂充满赛璐珞透明冠的 2/3 左右

8. 戴入牙冠,从排溢孔排除气泡和边缘处多余树脂(图 6-27),光照固化树脂。

9. 使用挖匙从冠的边缘处轻轻撬起赛璐珞透明冠(图 6-28),并去除,打磨多余树脂菲边,检查调整咬合关系(图 6-29,图 6-30)。

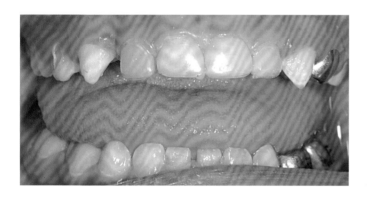

图 6-27 戴入牙冠,从排溢孔排除气泡和边缘处多余树脂,光照固化树脂

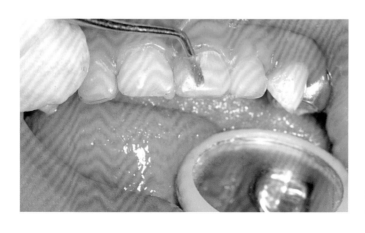

图 6-28 使用挖匙从冠的边缘处轻轻撬起赛璐珞透明冠,并去除

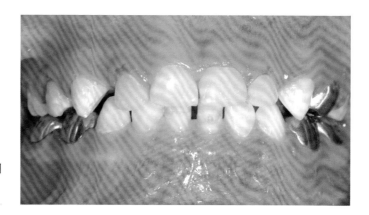

图 6-29　打磨多余树脂菲边,检查调整咬合关系

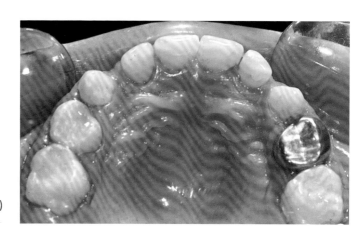

图 6-30　戴入赛璐珞透明冠(舌面观)

小贴士

1. 由于赛璐珞透明冠制作出的修复体在邻面无法抛光,因此,剪冠时应注意邻面三角区,一定要保持冠在邻面部分的完整。

2. 在赛璐珞透明冠内的复合树脂光固化前,在牙颈部要去除溢到赛璐珞透明冠边缘处的复合树脂;否则,光固化后使用挖匙去除赛璐珞透明冠时会遇到困难。

第三节　瓷 预 成 冠

瓷冠是一种用于乳牙修复的纯瓷预成冠(图 6-31),其美观性明显优于金属预成冠,常用于前牙修复。但需要指出的是,瓷冠不适合牙列拥挤的患者,在乳磨牙区使用时不适合做间隙保持器的基牙。另外,由于反复高温消毒可能影响瓷冠的粘接力,因此,瓷冠有专门用于选冠的试戴冠,试戴冠可高温消毒,反复使用。

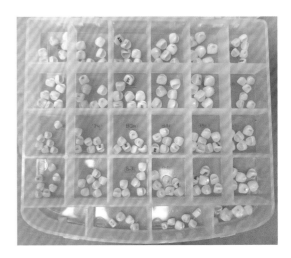

图 6-31　瓷冠(粉色冠为试戴冠,牙色冠为正式冠)

操作步骤

下面以 Nu smile® 瓷冠为例,介绍预成瓷冠的临床操作要点。

1. 根据牙齿的近远中径选择合适大小的冠(试戴冠)(图 6-32)。

2. 切缘预备 1.5~2.0mm。

3. 打开牙间隙,从各个面以牙齿的形状磨除 20%~25% 的牙体组织,这个阶段可在龈缘留 1.0~1.5mm 肩台。

4. 用细的火焰型钻石钻小心向龈下延伸 1.5mm,磨除肩台,以羽状边缘结束。

5. 修整各个轴角,确保预备体边缘圆滑,无肩台(图 6-33)。

6. 试戴"试戴冠"(图 6-34),冠就位后,冠的边缘应位于龈下 1.5~2.0mm。

7. 检查咬合,并调整至合适。

8. 拿出与试戴冠同样型号的正式冠,使用 BioCem® 光固化树脂完成冠粘接(图 6-35)。

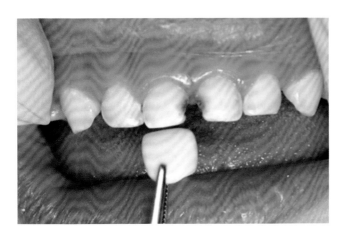

图 6-32　对比临床冠大小选瓷冠型号

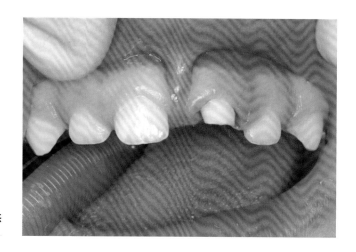

图 6-33 61 牙体预备完成后的形态

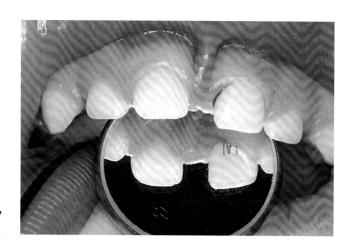

图 6-34 临床试戴"试戴冠"

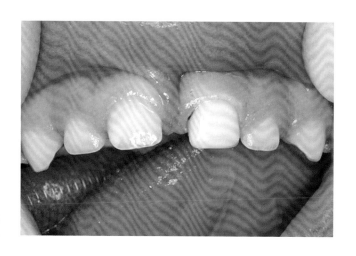

图 6-35 61 瓷冠修复完成

小贴士

1. 预备体的邻面(近远中面)保持平行,以加大固位型,唇舌面应沿牙齿本身形状均匀磨除。

2. 试冠时应采用"被动试冠"的方法,不要像试戴金属预成冠那样强压,如果牙冠不能被动就位,需要调整预备体以达到被动就位。

3. 由于瓷冠不能调磨,如果咬合略高的话,可少量调整对颌牙。

4. 使用试戴冠的目的是避免唾液和血液污染瓷冠的内部造成粘接失败,因此,粘接正式冠前应避免冠和牙体组织面污染,特别要做好牙龈止血。

（朱俊霞　徐赫　徐征）

第七章

年轻恒切牙断冠粘接术

一、适应证

年轻恒前牙外伤,冠中 1/3 处冠折及冠中 1/3 处斜向牙龈下 2mm 以内的冠根折,折断牙冠仅有一个断面且断片较为完整。

二、操作步骤

(一) 临床检查

1. 检查牙冠折断深度(图 7-1,图 7-2)。

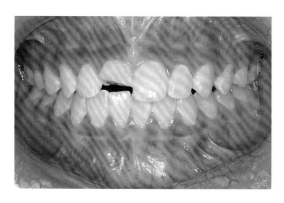

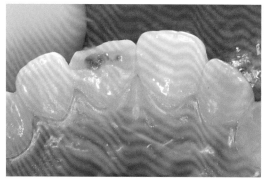

图 7-1　11 复杂冠折(唇面观)　　　　图 7-2　11 复杂冠折(舌面观),可见露髓孔

2. 检查断冠的完整性及对位情况(图 7-3~ 图 7-6)。注意断冠复位后是否存在咬合干扰。
3. 患牙进行相应牙髓治疗(图 7-7)。术中尽量避免破坏牙齿断面,并尽量避免使光固化垫底材料、粘接剂等接触断面,否则易使断冠无法完全复位。

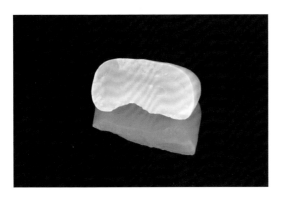

图 7-3　折断牙冠保存基本完整

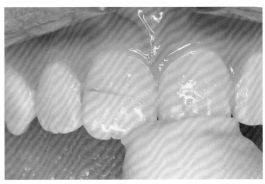

图 7-4　折断牙冠对位情况（唇面）

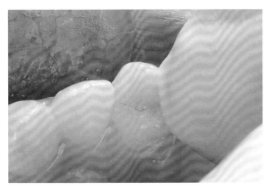

图 7-5　折断牙冠对位情况（舌面）

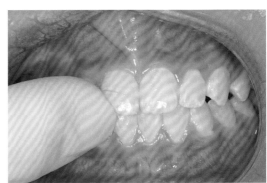

图 7-6　检查对位后是否存在咬合干扰

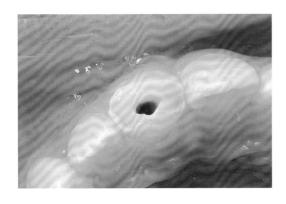

图 7-7　11 行根管治疗术

（二）断冠预备

若断冠内不存在明显的髓腔形态,可直接进行断冠粘接。若断冠内存在较为明显的髓腔空隙,建议预备髓腔固位形和舌侧排溢道(图 7-8)。但需要严格注意保留断冠及断面的完整性,防止断冠接触面被破坏及牙冠折裂。

1. 髓腔固位形　即内部倒凹,通常沿髓腔自然形态预备,同时去除髓角残髓。

2. 为保证树脂充填时有足够的排溢空间,可在牙冠断片舌侧按正常前牙开髓洞形来预备舌侧排溢道。

（三）牙体预备

为保证粘接效果,需利用髓腔空间增加粘接面积和固位力,去除剩余牙冠表面的暂封物,预备髓腔固位形。在保证髓腔内垫底隔离厚度的情况下,尽可能利用髓腔空间进行树脂充填,通常会按开髓洞形来制备髓腔固位形(图 7-9)。

（四）断冠粘接

1. 断冠及剩余牙冠接触面分别酸蚀,涂布粘接剂　建议采用全酸蚀粘接剂酸蚀 30 秒(图 7-10,图 7-11),冲洗吹干,均匀涂布粘接剂(图 7-12,图 7-13),吹薄,静置 10~15 秒。

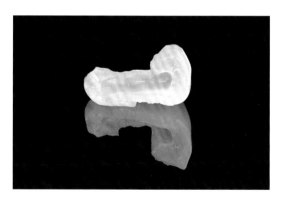

图 7-8　预备髓腔固位形和舌侧排溢道

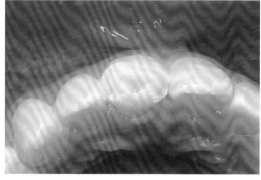

图 7-9　根管口垫底完成后,牙体预备髓腔固位形

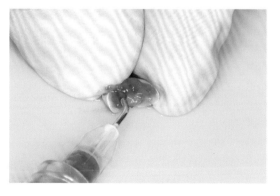

图 7-10　全酸蚀粘接剂酸蚀断冠接触面 30 秒

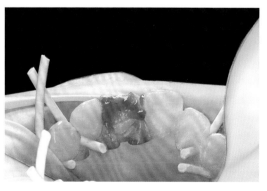

图 7-11　全酸蚀粘接剂酸蚀剩余牙冠接触面 30 秒

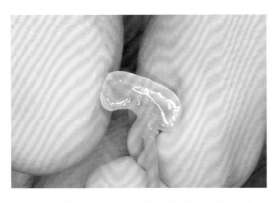

图 7-12 冲洗吹干呈白垩色,断冠接触面均匀涂布
粘接剂

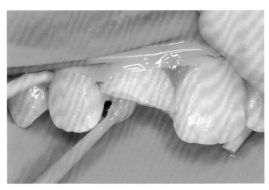

图 7-13 剩余牙冠接触面涂布粘接剂

2. 断冠充分对位后再行光固化 光固化时,需要确认牙冠完全就位,防止粘接剂占据断缘之间的空隙(图 7-14~ 图 7-16)。

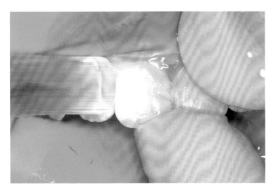

图 7-14 充分对位后再行光固化,断冠可暂时固定

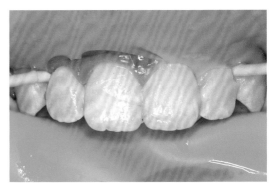

图 7-15 对位固定后(唇面观)

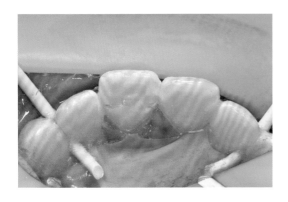

图 7-16 对位固定后(舌面观)

3. 重新酸蚀髓腔及舌侧排溢沟 30 秒,冲洗吹干,均匀涂布粘接剂。用光固化流动树脂分层充填髓腔和舌侧的排溢道,并光固化(图 7-17~ 图 7-19)。

4. 预备折断线附近的洞斜面　为了增加断冠的粘接面积,并用树脂遮盖折断线,提高美学效果。通常在折断线唇侧上下均会预备洞斜面(图 7-20~ 图 7-22)。洞斜面斜向折断线,在折断线处位置最深,至少达釉牙本质界,逐渐向正常牙面移行变薄,斜面至少 2~3mm 宽,有时需要在整个唇面制备树脂贴面空间。如果条件允许,牙冠近远中及舌侧断面也可制备洞斜面。

5. 唇侧树脂充填　比色后,洞斜面处酸蚀,冲洗,涂布粘接剂,采用前牙美学树脂充填唇侧斜面并调𬌗(图 7-23),精细抛光(图 7-24~ 图 7-27)。建议使用遮色性能较好的树脂材料。

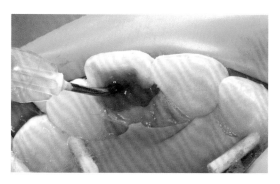

图 7-17　酸蚀髓腔及舌侧排溢道

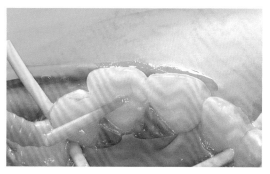

图 7-18　均匀涂布粘接剂

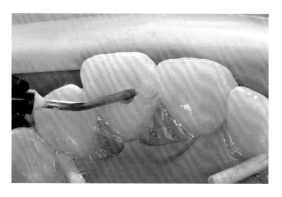

图 7-19　光固化流动树脂分层充填髓腔和舌侧的排溢道

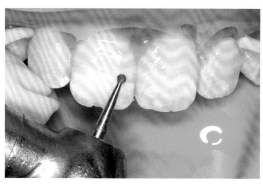

图 7-20　使用涡轮球钻制备唇侧洞斜面,在折断线处深度达釉牙本质界

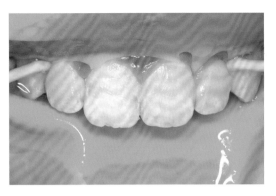

图 7-21　洞斜面宽带至少达到 2~3mm

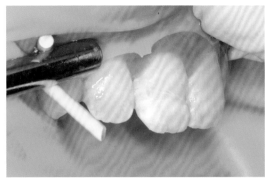

图 7-22　洞斜面侧面观

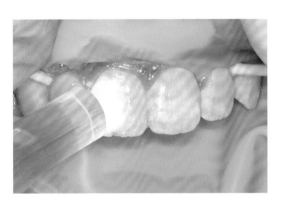

图 7-23　采用前牙美学树脂充填唇侧斜面

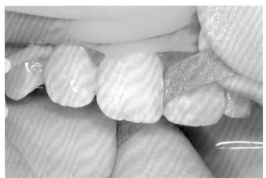

图 7-24　使用邻面纱条抛光邻面

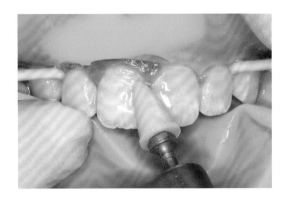

图 7-25　抛光充填体边缘

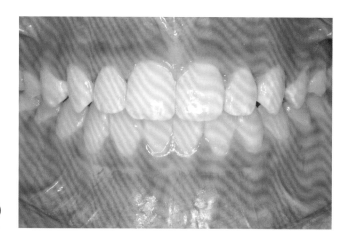

图 7-26　断冠粘接完成（唇面观）

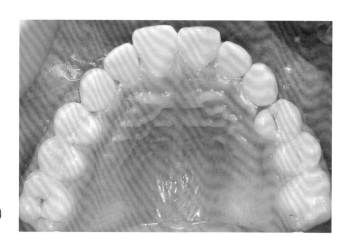

图 7-27　断冠粘接完成（舌面观）

小贴士

1. 断冠干燥时间过长会出现脱水，影响强度和色泽，建议在粘接前浸泡在生理盐水中。

2. 对处于混合牙列期儿童的断冠粘接应尽快完成，否则有可能出现间隙丧失，断冠无法就位。

3. 牙体预备时，可选择在断冠预备和牙体预备的同时预备唇侧洞斜面，但可能会影响断冠就位时位置的判断。

4. 建议使用橡皮障隔湿，以防止湿气影响粘接效果，并避免患儿误吞断冠。

（赵双云　白　洁）

第八章

前牙外伤简易弹性固定

一、适应证

1. 牙齿外伤有明显移位或松动者。
2. 牙根折断者。

二、器械材料

1. 制备钢丝器械　0.25mm 或 0.2mm 正畸结扎丝、止血钳（两把）、钢丝剪（图 8-1）。
2. 粘接相关器械材料　树脂及粘接剂、U 形开口器、磨光钻针（图 8-1）。

三、操作步骤

1. 牙齿复位　必要时，可在局麻下进行操作（图 8-2）。
2. 弯制弓丝　根据固定需求将 4~8 股结扎丝拧成一股，并弯制成牙弓形态（图 8-3~ 图 8-5）。弓丝长度要求包括患牙两侧各有 2 颗稳固的基牙。

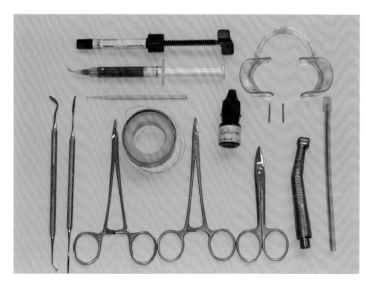

图 8-1　外伤牙钢丝加树脂
固定所需器材及器械

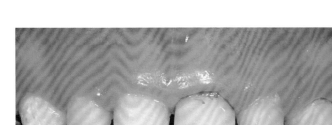

图 8-2　51 牙震荡,61 亚脱位,
对 61 亚脱位进行复位

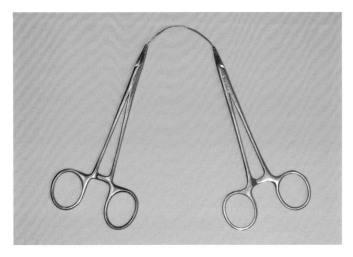

图 8-3　截取相应长度结扎丝,
根据需要将 4~8 股结扎丝两端
用止血钳夹住

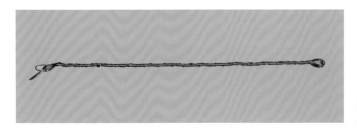

图 8-4　拧制成粗细均匀的弓丝

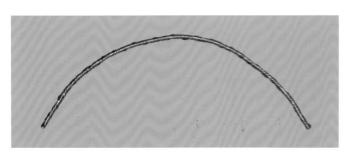

图 8-5　弯制成与牙弓一致的形态

3. 试弓丝 要求弓丝形态与牙弓一致(图 8-6)。

4. 树脂粘接 先将弓丝两端与两侧的健康基牙粘接在一起,由外端向外伤牙粘接,最后粘接外伤牙,粘接外伤牙时注意保证其位于生理位置(图 8-7~ 图 8-11)。

5. 修整树脂外形并抛光(图 8-12)。

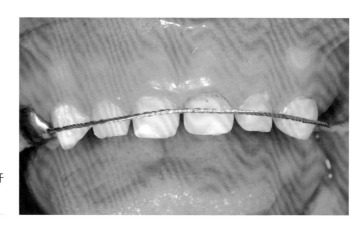

图 8-6 试弓丝,使弓丝与牙面贴合

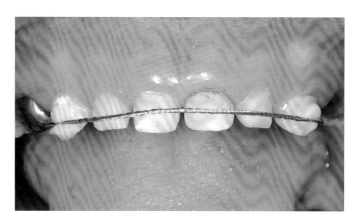

图 8-7 在两端的牙面放少量树脂,将弓丝置于其上,确定位置后光照固化

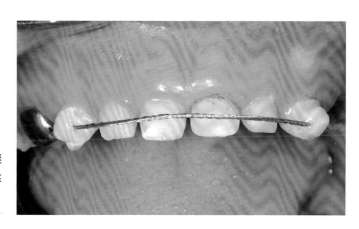

图 8-8 在两端基牙唇面继续放树脂并固化,以固定弓丝位置

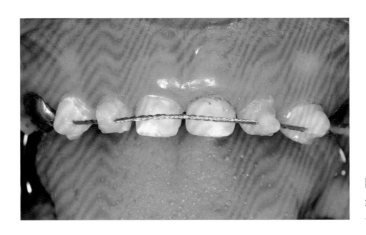

图 8-9　由远中向近中逐个将弓丝与牙齿固定在一起

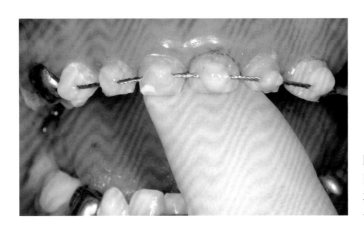

图 8-10　最后固定外伤牙,在固定有移位的牙齿时需要先将其复位

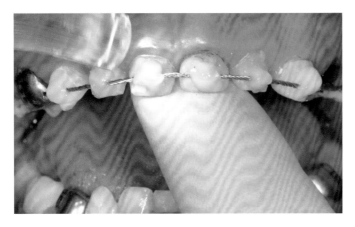

图 8-11　保证复位正确后再进行光固化

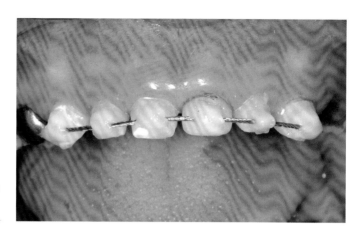

图8-12　检查并修整树脂外形，打磨抛光

小贴士

1. 根据固位力的大小要求选择不同粗细的弓丝，如明显移位的牙齿、多颗前牙外伤、或固定需跨过缺牙部位时，以及根折牙齿均需要8股结扎丝。

2. 弓丝与牙弓形态一致，不对牙齿产生矫治力。

3. 理想的树脂粘接应位于牙冠中1/3处，以便清洁龈缘。

4. 固定移位牙时，在树脂光固化前最好检查咬合，使复位牙在牙尖交错位没有早接触。

5. 固定完成后应对整个固定装置进行检查，保证树脂及弓丝没有锐利边缘，以免划伤软组织。

（夏　斌）

第九章

牙髓切断术

第一节　冠髓切断术

一、适应证与禁忌证

（一）适应证

1. 龋齿治疗时意外露髓。

2. 外伤冠折露髓,污染程度较轻,牙髓尚未发生弥漫性炎症。

3. 慢性牙髓炎（早期）的判断指征

（1）无自发痛史；

（2）临床检查无松动、叩痛、牙龈无红肿和瘘管；

（3）深龋去净腐质露髓或去净腐质极近髓；

（4）X线片示根尖周无异常。

（二）禁忌证

牙髓感染不仅局限于冠髓,且已侵犯根髓,形成慢性弥漫性炎症,甚至侵犯根尖周围组织。

二、器械材料

（一）灭菌牙髓切断术手术包（图9-1）

手术包内有以下器械：

1. 口腔检查器械　镊子、口镜、探针。

2. 牙髓切断相关器械　大号挖匙、小号挖匙。

3. 充填器械　小号银汞充填器、水门汀充填器、金属雕刻刀。

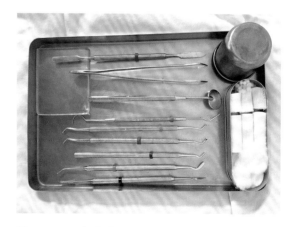

图9-1　牙髓切断术手术包

4. 盖髓剂调拌相关器械　玻璃板、金属调刀。

5. 其他　辅料盒、小号金属杯。

（二）盖髓剂

盖髓剂包括：氢氧化钙制剂、MTA、iROOT。

三、操作步骤

1. 局部麻醉　根据不同的牙位选择相应的麻醉术式。应在橡皮障隔湿下操作（图9-2~图9-4）。对于外伤前牙缺损达龈下或极度松动时，可在棉卷严格隔湿下进行。

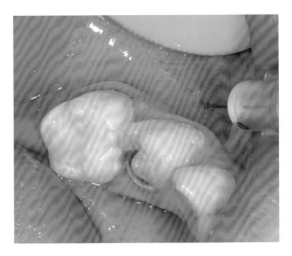

图9-2　74大面积龋坏，无自发痛，局部浸润麻醉

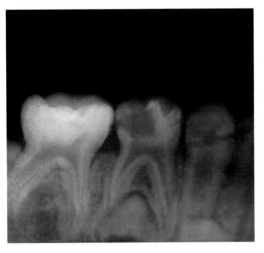

图9-3　X线片显示74冠部透影区病变已近髓，根尖周组织未见异常

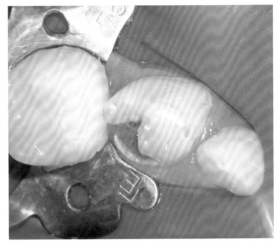

图9-4　橡皮障隔湿74

2. 去净洞壁腐质和大部分洞底腐质后露髓，术者应更换无菌手套并打开"牙髓切断术手术包"。髓腔暴露可见成形的牙髓组织，操作中应注意冷却降温，尽量减少对牙髓的刺激，充分暴露髓室，观察冠髓的形态、出血量及颜色，制备必要的洞形（图9-5~图9-9）。

3. 去净冠髓后，用大量的生理盐水冲洗髓腔，去除牙本质碎屑和牙髓残片等碎屑，湿棉球压迫牙髓断面5分钟后，出血可止（图9-10，图9-11）。

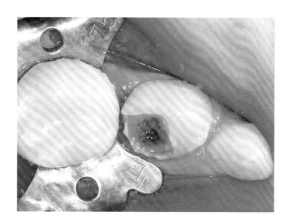

图 9-5 去除大部分腐质后

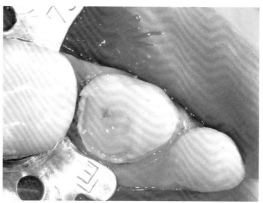

图 9-6 74去净腐质后可见点状露髓孔

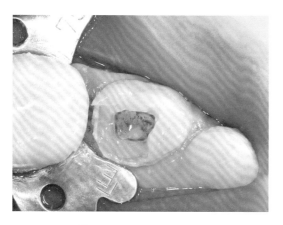

图 9-7 髓腔暴露后,可见髓腔内有成形牙髓组织

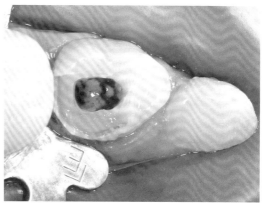

图 9-8 高速涡轮球钻去除大部分冠髓,出血鲜红

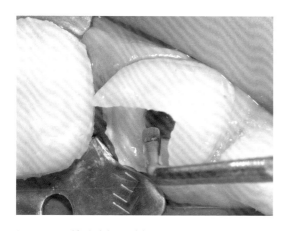

图 9-9 用挖匙或低速球钻去净冠髓

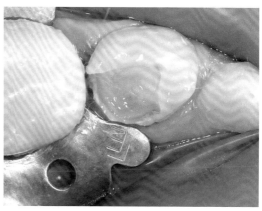

图 9-10 湿棉球压迫牙髓断面

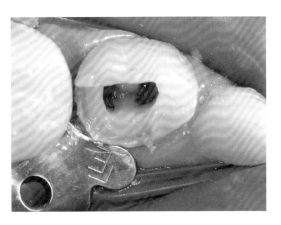

图 9-11　牙髓断面止血后

4. 将活髓保存剂 MTA 或氢氧化钙制剂覆盖于根管口牙髓断面。盖髓剂厚度：MTA 约 2mm、氢氧化钙制剂约 1mm，轻压使之与根髓贴合紧密。盖髓剂上方放置氧化锌及玻璃离子水门汀（图 9-12，图 9-13）。

5. 玻璃离子水门汀充填以恢复牙冠外形，并行预成冠修复（图 9-14，图 9-15）。

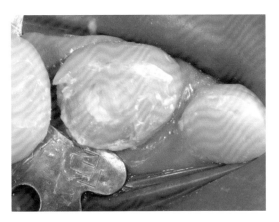

图 9-12　MTA 覆盖牙髓断面

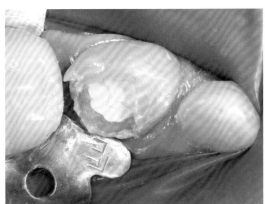

图 9-13　放置氧化锌水门汀

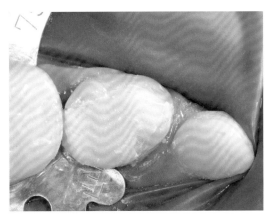

图 9-14　玻璃离子水门汀恢复牙冠外形

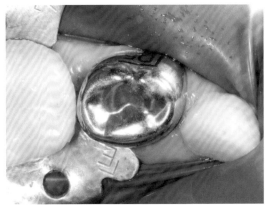

图 9-15　预成冠修复

第二节　部分冠髓切断术

一、适应证

1. 牙外伤后露髓孔小于 2mm、时间短且污染较轻的年轻恒牙。

2. 主诉患龋牙无不适、检查无牙髓异常指征,去净腐质后见有针尖大小露髓孔(<2mm),无出血的年轻恒牙。

二、操作步骤

1. 患牙局部麻醉,上橡皮障(图 9-16),清洁牙面。

2. 术者更换手套,打开牙髓切断术手术包(同前)。

3. 扩大露髓孔,去除露髓孔周围 2~3mm 已污染的部分冠髓,生理盐水冲洗髓腔内牙本质碎屑。棉球压迫牙髓断面 5 分钟后,牙髓止血良好(图 9-17)。

4. 牙髓断面覆盖氢氧化钙类或 MTA 活髓保存剂,厚度约 2mm,以氧化锌及光固化玻璃离子垫底(图 9-18~ 图 9-20)。

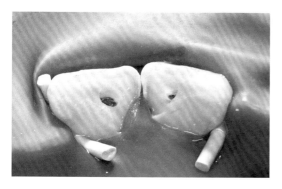

图 9-16　11、21 复杂冠折,局麻下上橡皮障

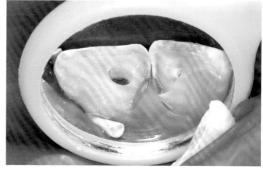

图 9-17　11、21 牙髓切断后止血良好

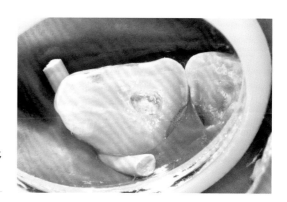

图 9-18　牙髓断面覆盖活髓保存剂后,清理洞缘多余材料

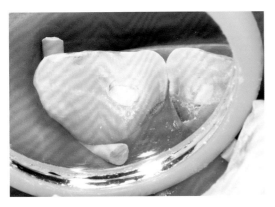

图 9-19　氧化锌水门汀垫底

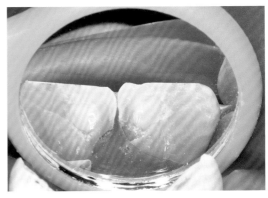

图 9-20　光固化玻璃离子垫底

5. 牙体预备,冠方树脂修复或断冠粘接修复(图 9-21,图 9-22)。

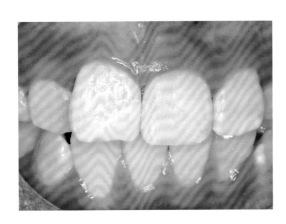

图 9-21　树脂修复外形后(唇面观)

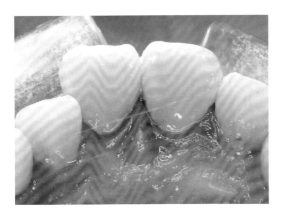

图 9-22　树脂修复外形后(舌面观)

小贴士

1. 手术过程中注意无菌操作,要做到有效隔湿,保证试剂及器械均为无菌。

2. 打开髓室后直视观察冠髓状况,再次确认牙髓的炎症范围,以作出正确的诊断。如果去净冠髓后出血量大,且不易止血,说明牙髓感染已不仅局限于冠髓,根髓也已受感染,不再是牙髓切断术的适应证,应改为牙髓摘除术。

3. 去除冠髓时,器械要锋利,动作要轻柔,避免损伤剩余牙髓及牵拉根髓。

4. 术中不能用高压气枪进行强力吹干,一方面可减少对牙髓的刺激,另一方面可杜绝高压气枪管道来源的感染。

5. 止血后在牙髓断面未形成血凝块之前应立即覆盖盖髓剂,放置盖髓剂的动作要轻柔,使之与根髓断面表面紧密贴合,而不要将盖髓剂加压渗入根髓内。

6. 良好的冠方封闭是牙髓切断术成功的重要保障,尤其在后牙预成冠修复是最佳的修复方法。

（王媛媛　彭楚芳）

第十章

乳牙根管治疗术

一、适应证与禁忌证

（一）适应证

乳牙急、慢性牙髓弥漫性感染，牙髓坏死和根尖周组织感染。

（二）禁忌证

1. 根吸收 1/3 以上，接近替换的乳牙。
2. 乳牙根尖周广泛病变，病变波及恒牙胚。
3. 髓室底出现较大穿孔。
4. 牙源性囊肿和滤泡囊肿。
5. 根管弯曲、不通或无法修复的牙齿。

二、特殊器械材料

1. 根管预备器材　拔髓针、根管扩大器或根管锉、量尺（图 10-1）、根管冲洗剂（如 1% 次氯酸钠溶液）、根管冲洗器、根管润滑剂（如 EDTA）、根管封药（如氢氧化钙糊剂）

2. 根管充填器材　螺旋输送器，根管充填糊剂（如 Vitapex）。

三、操作步骤

（一）根管预备

1. 局部麻醉下上橡皮障，去净腐质，揭净髓室顶（图 10-2~ 图 10-6）。

2. 去冠髓，找到根管口（图 10-7）。

3. 拔髓　选择合适粗度的拔髓针，拔髓针进入根中部，与根管方向尽量一致，遇阻力应停止插入，旋转拔髓针将牙髓拔出（图 10-8，图 10-9）。

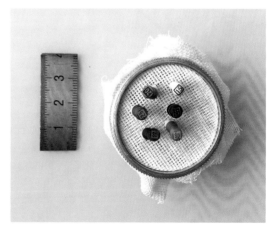

图 10-1　放在清洁台上的根管锉和量尺

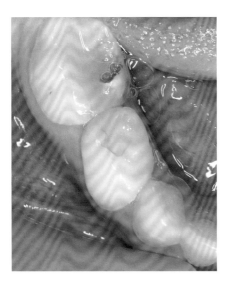

图 10-2　85 殆面充填体继发深龋,有自发痛史

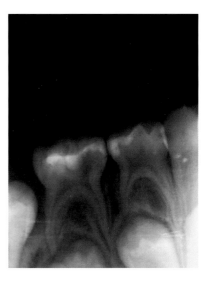

图 10-3　X 线片示 85 近中殆面龋坏达髓腔,近中根尖周膜稍增宽,继承恒牙胚上方骨板完整

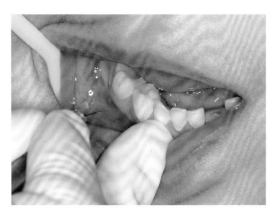

图 10-4　85 局部浸润麻醉

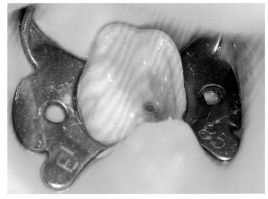

图 10-5　橡皮障隔离 85,去腐露髓

4. 确定工作长度,根据 X 线片上根尖孔上方约 2mm 为标志点,再结合手感确定初锉(图 10-10)。

5. 根管预备　按照确定的工作长度,使用不锈钢 K 锉逐级扩大到 35#~40# 锉,锉进入方向和根管预备方向及根管走向一致(预弯),器械应严禁超出根尖孔,注意预防器械折断和带状侧穿。

6. 根管冲洗、消毒　可使用 1% 次氯酸钠溶液、氯胺 -T 溶液、3% 过氧化氢液等进行根管冲洗,根管预备期间注意要用大量冲洗液冲洗,预防发生根尖阻塞而导致工作长度丧失。

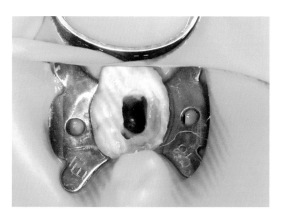

图 10-6　85 揭净髓顶,可见髓腔视野清晰

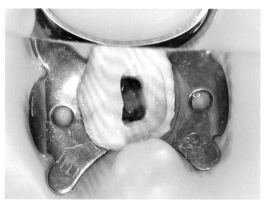

图 10-7　去除冠髓,可见 4 个根管口

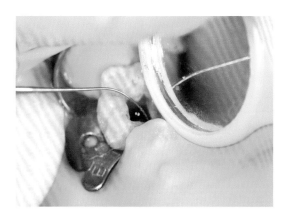

图 10-8　拔髓针插入根管内

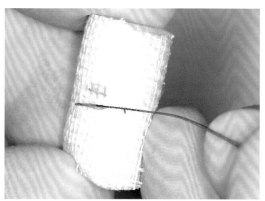

图 10-9　清除拔髓针上的牙髓,保持拔髓针锋利

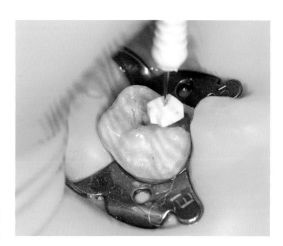

图 10-10　确定各个根管的工作长度

7. 根管封药　消毒棉捻或纸尖擦干根管后(图10-11),螺旋输送器将氢氧化钙糊剂导入根管(图10-12),玻璃离子水门汀暂封,1~2周复诊。

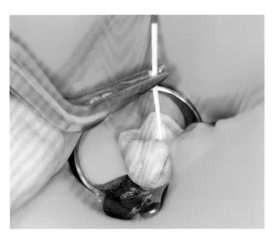

图 10-11　消毒纸尖擦干根管

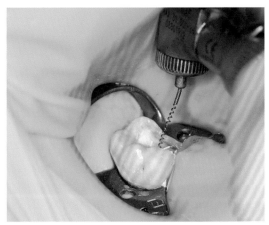

图 10-12　导入氢氧化钙糊剂

(二) 根管充填(待患牙症状消失后可行根管充填)

1. 上橡皮障。去除暂封物,使用根管锉取出根管内封药,伴以充分的根管冲洗。纸尖干燥根管,确定无渗出物(图10-13)。

2. 距根尖2~3mm 导入氧化锌丁香油糊剂或 Vitapex® 根充后(图10-14),辅以螺旋输送器导入糊剂(图10-15,图10-16)。

3. 氧化锌暂封后(图10-17),拍摄 X 线片确定根充效果(图10-18)。

(三) 冠方修复

1. 玻璃离子水门汀垫底(图10-19)。

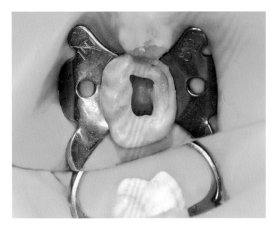

图 10-13　清洁干燥的根管

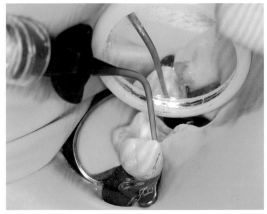

图 10-14　Vitapex® 直接注射进入根管内

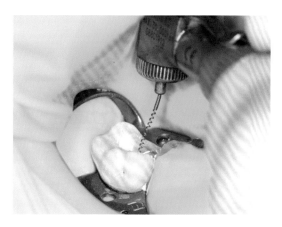

图 10-15 辅以螺旋输送器导入糊剂

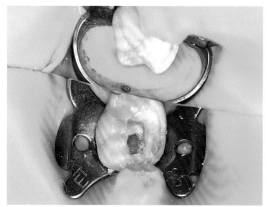

图 10-16 清洁髓腔洞壁上的根充糊剂

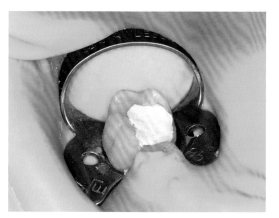

图 10-17 氧化锌水门汀暂封

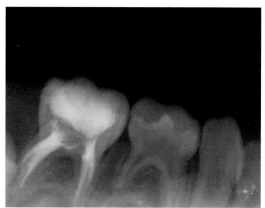

图 10-18 拍摄术后 X 线片确定根充效果

图 10-19 玻璃离子水门汀垫底

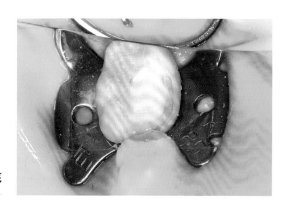

2. 光固化复合树脂充填,或玻璃离子水门汀充填后行金属预成冠修复(参见第六章 乳牙预成冠修复术)。

小贴士

1. 术前 X 线片　判断根尖周组织是否存在病变及病变的范围,观察有无根内、外吸收和根管钙化,以及牙根的解剖形态。

2. 牙髓失活和摘除　提倡采用局部麻醉的方法,在无痛状态下摘除牙髓;也可使用化学失活的方法,将牙髓失活到无痛状态再摘除。常用的化学失活剂为多聚甲醛制剂。金属砷对人体有害,乳牙慎用金属砷制剂作为失活剂,避免引起牙龈组织的化学性烧伤,尤其是牙根吸收大于 1/3 时,禁用金属砷失活制剂。另外,也要注意防止金属砷剂脱落入口,使患儿误吞后引起慢性中毒。

3. 根管预备　确定工作长度是关键,因为乳牙的根尖孔相对粗大,常规的根测仪不能测出准确的根长数值,往往需要凭经验手感,同时参考根尖片,在确定的牙根长度减去约 2mm 作为工作长度。乳磨牙牙根通常为抱球状,牙根弯曲,有条件的情况下,可使用手用镍钛锉来进行根管预备,避免根管拉直和侧穿。

4. 根管冲洗　根管预备时应配合大量充分的冲洗(每个根管 5ml),目前选择较多的是 1% 次氯酸钠溶液,有较强的消毒作用,同时性质较为温和,可避免对根尖及下方恒牙胚的影响,但 1% 次氯酸钠溶液有较强的刺激性味道,应在橡皮障隔离下使用。

5. 根管消毒和根管充填　如果拔髓成形,患儿配合,可在一次治疗中完成根管治疗的全过程。若是感染根管,则需采用封药的方法消毒根管,再次完成根管充填。

(周　琼　王媛媛)

第十一章

MTA 根尖屏障术

一、适应证

1. 牙髓感染波及根髓,不能保留牙髓的年轻恒牙。
2. 出现牙髓坏死或者根尖周病变的年轻恒牙。

二、器械材料

1. 根管冲洗和消毒药物　1%~2.5% 次氯酸钠等;氢氧化钙糊剂。
2. 根尖封闭材料　MTA 和 MTA 输送器(图 11-1)。
3. 热牙胶充填设备和热牙胶(图 11-2)。
4. 垂直加压器、纸捻(图 11-3)、根管显微镜。

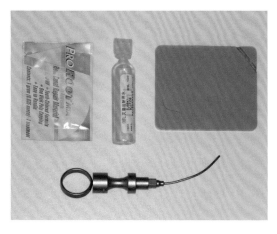

图 11-1　MTA 和 MTA 输送器

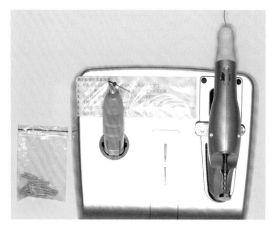

图 11-2　热牙胶充填设备和热牙胶

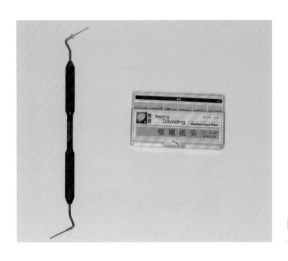

图 11-3　根管垂直加压器和纸捻

三、操作步骤

(一) 根管预备

1. 术前拍摄平行投照根尖片,明确根尖周病变范围和牙根发育情况(图 11-4)。

2. 局部麻醉下橡皮障隔湿,开髓,揭净髓室顶,充分暴露根管口(图 11-5)。

3. 拔髓,1%~2.5%次氯酸钠反复冲洗根管,每个根管5~10ml(图 11-6)。

4. 探查根管,确定根管数目及工作长度,插诊断丝明确工作长度(图 11-7,图 11-8)。

5. 适度机械预备,对粗大根管可使用加粗锉预备(图11-9)。

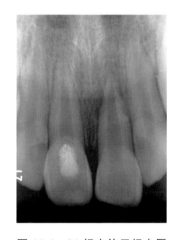

图 11-4　21 根尖片示根尖周骨密度减低,根外吸收

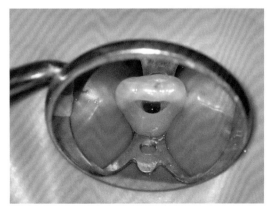

图 11-5　充分暴露根管口

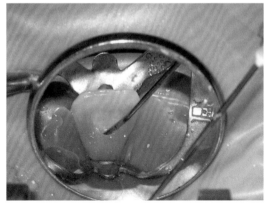

图 11-6　根管冲洗器冲洗根管

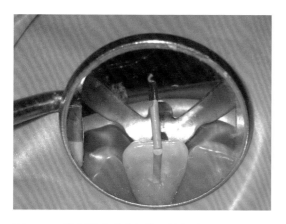

图 11-7　插牙胶尖确定根管工作长度

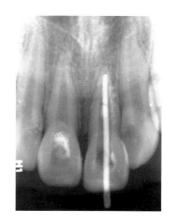

图 11-8　X 线片示牙胶尖至根尖狭窄处

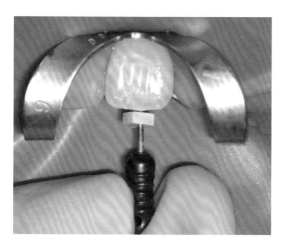

图 11-9　加粗锉预备根管

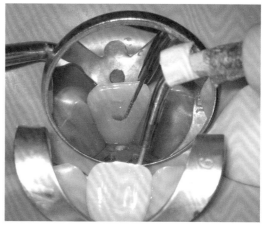

图 11-10　根管超声仪荡洗根管

6. 根管超声仪荡洗根管,超声工作头深度应在工作长度后退 2~3mm 处(图 11-10)。

7. 灭菌纸捻擦干根管,封入根管消毒药物氢氧化钙糊剂,氧化锌水门汀封闭敞开的窝洞,对固位差的洞形应增加使用玻璃离子水门汀暂封。

(二) 根尖封闭

1. 复诊时临床症状改善,没有明显根尖周炎体征后,去除暂封物,次氯酸钠超声荡洗根管。

2. 纸捻擦干根管,检查根尖无明显渗出。

3. 在显微镜下,用输送器把 MTA 输送至根管内(图 11-11,图 11-12)。

4. 根据诊断丝确定的工作长度在垂直加压器上做标记,用垂直加压器送至根尖部并一层层压实(图 11-13)。

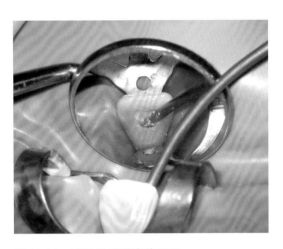

图 11-11　MTA 输送器输送 MTA

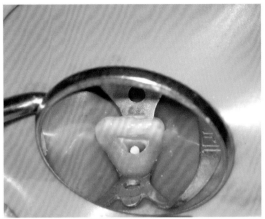

图 11-12　MTA 放于根管中上段

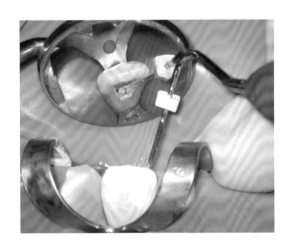

图 11-13　垂直加压器将 MTA 压入根尖

5. 直至根尖 MTA 放置厚度达到 4mm 以上,清理根管壁中上段的多余材料,放置湿润的棉捻在根管中(注意不要让棉捻接触到 MTA)(图 11-14~ 图 11-16)。

6. 氧化锌水门汀暂封(图 11-17)。

7. 拍摄 X 线片,确认 MTA 放置的位置和厚度是否合适,是否密实(图 11-18)。

(三) 根管充填、冠部修复

1. 2 天后再次就诊打开根管,取出棉捻,探查根尖封闭坚硬后,用热牙胶注射技术充填根管中上段,拍摄根尖片确定根充质量(图 11-19)。

2. 冠方光固化复合树脂修复。

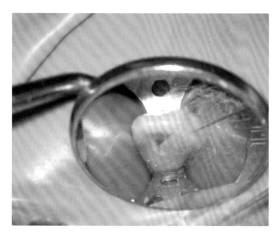

图 11-14　用湿棉捻清理根管壁上多余的 MTA 碎屑

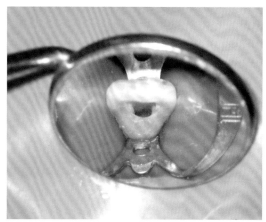

图 11-15　根管中上段清理干净

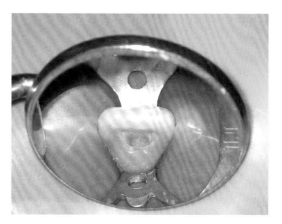

图 11-16　根管上段放置湿棉捻

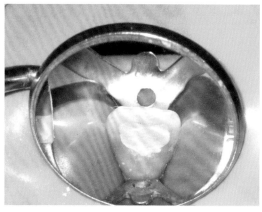

图 11-17　根管口暂封

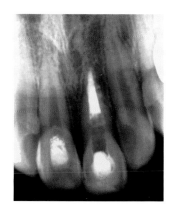

图 11-18　21 根尖片示 MTA 封闭根尖达 5mm 左右

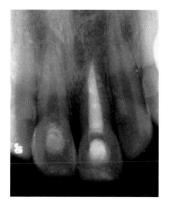

图 11-19　21 根尖片示根充恰填

小贴士

根尖部 MTA 也可用大纸捻吸湿后压实。

（彭楚芳）

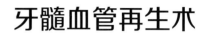

第十二章

牙髓血管再生术

一、适应证

1. 牙髓坏死或根尖周病变的年轻恒牙,且根尖孔开放呈喇叭口状或根管呈平行状。

2. 患儿对于根管药物不过敏。

3. 能配合治疗的患儿。

二、器械材料

(一)手术相关器械

牙髓血管再生术的相关器械包括:无菌手术包(图 12-1)。

(二)手术相关制剂

1. 根管冲洗液　1% 次氯酸钠溶液、17%EDTA 冲洗液、生理盐水。

2. 根管消毒药物　三联抗生素糊剂、氢氧化钙糊剂。

3. 根管充填药物　MTA 或 iROOT 等根管封闭剂。

三、操作步骤

1. 术前临床检查　术前拍摄平行投照根尖片,以观察牙根发育情况及根尖周病变范围(图 12-2,图 12-3)。

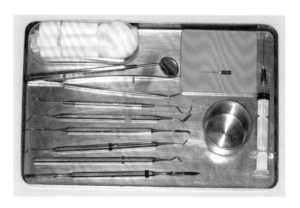

图 12-1　消毒敷料盒、口镜、探针、镊子、水门汀充填器、挖匙、调拌刀、根管锉、调拌板、冲洗器、雕刻刀

2. 局部麻醉下,行橡皮障隔湿(图 12-4)。

3. 开髓,揭髓顶(图 12-5),不拔髓。

4. 1% 次氯酸钠荡洗根管(每个根管 20ml,5 分钟),然后用生理盐水冲洗(图 12-6),冲洗器应位于距根尖 1mm 处,不要加压冲洗,注意避免消毒药物溢出根尖孔。

5. 消毒棉捻擦干根管(图 12-7)。

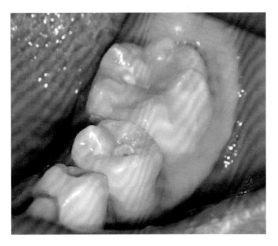

图 12-2　35 畸形中央尖折断,有肿痛史

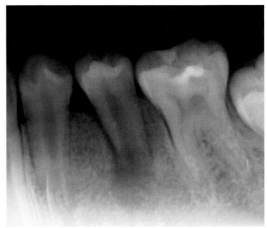

图 12-3　根尖片显示 35 根尖周大面积低密度影,根尖孔呈喇叭口状,根尖发育 8 期

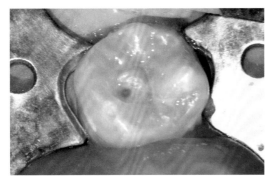

图 12-4　橡皮障隔湿 35

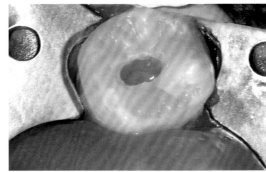

图 12-5　髓腔暴露后可见冠髓已坏死分解

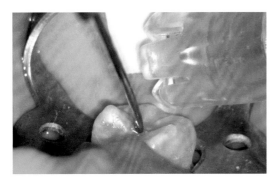

图 12-6　冲洗器冲洗根管

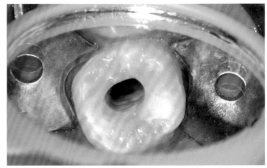

图 12-7　擦干根管

6. 如果用三联抗生素糊剂作为根管消毒剂,为减少染色的危险,封药位置应低于釉牙骨质界,并可在髓腔壁涂布树脂粘接剂,光固化(图 12-8,图 12-9)。

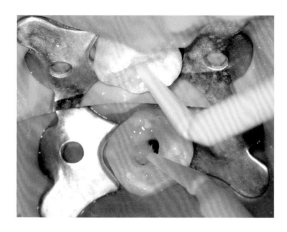

图 12-8　在髓腔涂布树脂粘接剂

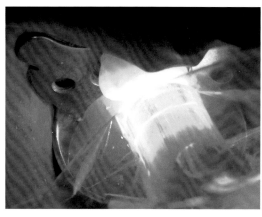

图 12-9　光固化

7. 用螺旋充填器将三联抗生素糊剂或氢氧化钙糊剂导入根管中釉牙骨质界之下,并把髓腔壁上多余的糊剂擦干净(图 12-10~图 12-12)。

8. 根管口上方覆盖无菌干燥小棉球,玻璃离子水门汀暂封窝洞(图 12-13,图 12-14)。

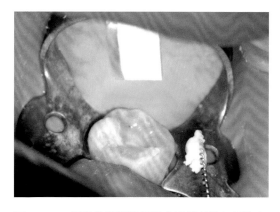

图 12-10　用螺旋输送器把抗生素糊剂放入根管中

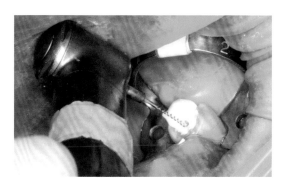

图 12-11　用螺旋输送器导入糊剂

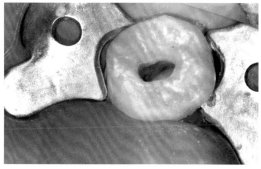

图 12-12　擦净髓腔中多余的糊剂

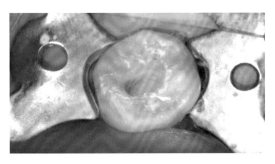

图 12-13　根管口上方覆盖无菌小棉球

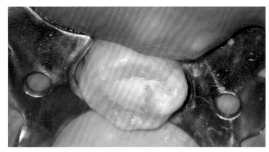

图 12-14　玻璃离子水门汀暂封窝洞

9. 1~4 周复诊时,临床检查若无阳性体征,则用不含肾上腺素的局麻药(如 2% 利多卡因或 3% 甲哌卡因)进行麻醉,橡皮障下再次打开髓腔,17%EDTA 20ml 冲洗根管,消毒棉捻擦干根管。

10. 用无菌 40# 根管锉超出根尖 3~4mm 刺破根尖组织出血(图 12-15,图 12-16),静置 15 分钟,待血凝块形成。

11. 轻柔放置 MTA 材料,在 MTA 上方放置湿棉球(图 12-17~ 图 12-19),用 GIC 暂封(图 12-20)。拍摄根尖片确定 MTA 放置的位置和厚度(图 12-21)。

12. 1 天后,去除暂封材料,检查 MTA 是否完全硬固,GIC 垫底,树脂充填修复(图 12-22)。

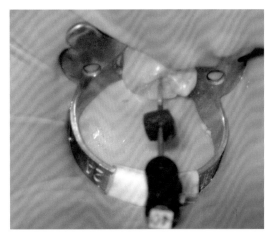

图 12-15　用 40# 根管锉刺破根尖组织

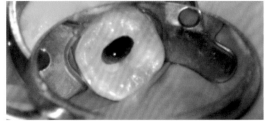

图 12-16　血液溢到釉牙骨质界下方

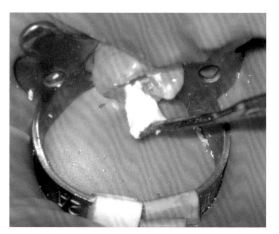

图 12-17　挖匙放置 MTA

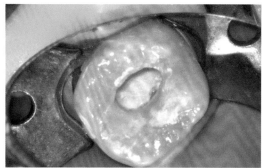

图 12-18　MTA 放置于釉牙骨质界,保证上方充填厚度可达 3~4mm

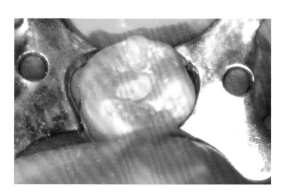

图 12-19　MTA 上方放置湿棉球

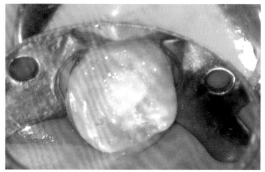

图 12-20　GIC 暂封窝洞

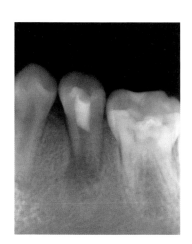

图 12-21　X 线片示 MTA 封闭根管口,厚度 3~4mm

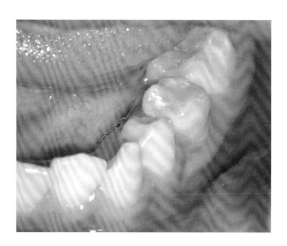

图 12-22　光固化复合树脂充填完成

小贴士

1. 如果没有 MTA,也可用 GIC 封闭根管口,但远期成功率低于 MTA。

2. 在根管显微镜下操作更佳。

3. 三联抗生素糊剂的制备　将环丙沙星、甲硝唑和米诺环素(去除糖衣或胶囊)三种抗生素分别研磨成粉末,按照 1∶1∶1 的比例混合,与蒸馏水混合制成三联抗生素糊剂,浓度推荐为 0.1mg/ml。

（彭楚芳）

第十三章

乳牙拔除术

一、适应证与禁忌证

(一) 适应证

1. 无法保留的乳牙

(1) 残根残冠;

(2) 根尖周病变严重,恒牙胚硬骨板已破坏的乳牙;

(3) 牙齿松动,牙根吸收超过 1/2 的乳牙;

(4) 牙外伤造成根折或乳牙挫入,怀疑压迫影响恒牙胚时;

(5) 骨折线上不能治愈的乳牙。

2. 因咬合诱导需要拔除的乳牙

(1) 继承恒牙接近萌出或已从乳牙旁边萌出,乳牙松动明显;

(2) 乳牙滞留,恒牙萌出位置异常。

3. 其他

(1) 影响恒牙正常萌出的额外牙;

(2) 诞生牙和新生牙,极度松动,影响婴儿哺乳或可能存在误吞误咽者,应考虑拔除。

(二) 禁忌证

1. 全身系统性疾病,如血液病、严重的心脏病及肾病等。

2. 牙槽骨急性炎症,防止炎症扩散,应在药物控制后再行拔除。

3. 伴有急性广泛性牙龈炎或严重的口腔黏膜疾病时,应先消炎,控制症状后再拔牙。

二、器械材料

1. 口腔局部麻醉药物、注射器械、消毒棉签。

2. 拔牙器械　拔牙钳、牙龈分离器、牙挺、挖匙(图 13-1)。

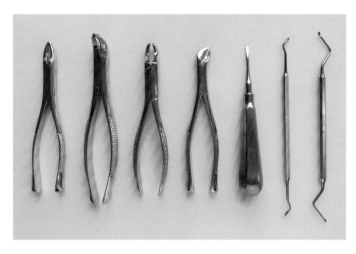

图 13-1　拔牙钳、牙挺、牙龈分离器、挖匙

三、操作步骤

(一) 乳磨牙的拔除

1. 根据拟拔除的牙位(图 13-2,图 13-3),确定局部麻醉部位,选择合适的拔牙钳备用。

2. 选择上颌乳磨牙局部浸润麻醉进针位点　颊侧进针点在 54 颊侧黏膜转折处,碘酊棉签消毒后,进行局部麻醉注射(图 13-4,图 13-5);腭侧进针点距离龈缘约 5mm,碘酊棉签消毒后,进行局部麻醉注射(图 13-6,图 13-7)。

3. 牙龈分离器充分分离牙龈(图 13-8,图 13-9)。

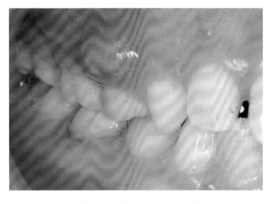

图 13-2　54 慢性根尖周炎致牙龈脓肿

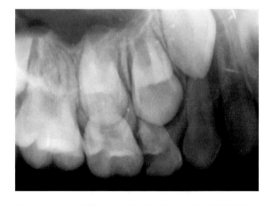

图 13-3　X 线片示 54 根尖大面积低密度影像,恒牙胚上方骨硬板消失

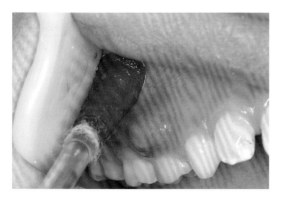

图 13-4 颊侧黏膜碘酊消毒

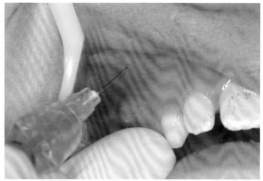

图 13-5 颊侧局部浸润进针点

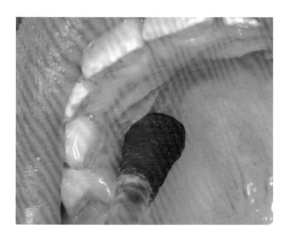

图 13-6 腭侧黏膜碘酊消毒

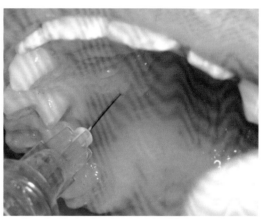

图 13-7 腭侧局部浸润进针点

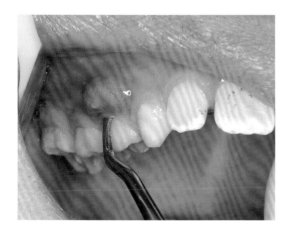

图 13-8 分离颊侧牙龈

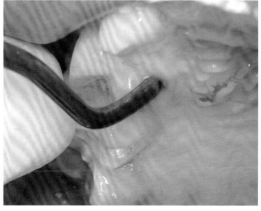

图 13-9 分离腭侧牙龈

4. 核对牙位，安放对应牙位的拔牙钳。牙钳的喙应深入牙龈分离处，夹紧牙颈部，避免夹伤牙龈。注意保护邻牙。

（1）后牙颊舌向用力摇松（图13-10）。

（2）拔牙钳摇松或牙挺挺松患牙后，拔除患牙（图13-11，图13-12）。

5. 观察拔牙窝情况，是否有需要搔刮的肉芽组织及恒牙胚的情况。若有大量的肉芽组织，则用挖匙搔刮出肉芽组织（图13-13），并可同时轻轻试探下方恒牙胚，不可用力过大，避免损伤恒牙胚。

6. 压迫止血　在拔牙窝处放置一枚硬棉卷，医嘱咬棉卷30分钟止血（图13-14）。

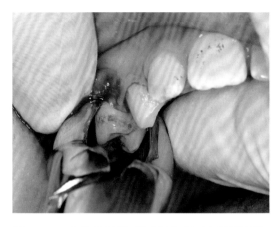

图13-10　安放拔牙钳，钳喙深入龈下夹紧牙颈部，避免夹伤牙龈致牙龈撕裂，颊舌向摇松牙齿

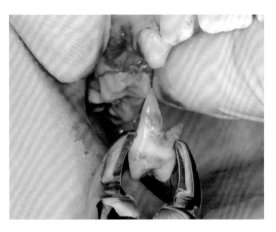

图13-11　𬌗向拔除患牙

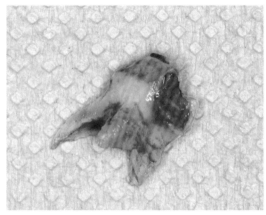

图13-12　拔除患牙后检查牙根的完整性，如果发现断根，应探查牙槽窝

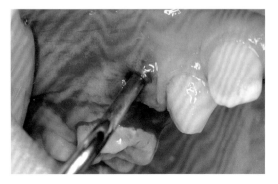

图13-13　挖匙搔刮拔牙窝内的肉芽组织

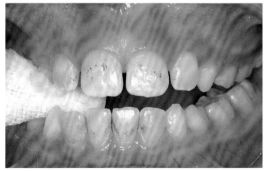

图13-14　棉卷压迫止血

7. 术后医嘱　咬棉卷 30 分钟压迫止血;勿咬到局部麻醉处的唇颊黏膜;拔牙当日勿食用过热的食物;告知是否需要行间隙保持。

(二)乳前牙的拔除

1. 根据拟拔除的牙位(图 13-15),局部麻醉相应部位,并分离牙龈。

2. 前牙使用旋转力,摇松牙齿,左手注意保护周围软硬组织(图 13-16)。

3. 如果是残根,需将牙挺挺刃插入患牙牙根的近中面与牙槽骨之间,将患牙挺松。使用牙挺时,应严防以邻牙作支点,否则将造成邻牙损伤。另外,应注意用左手保护邻近软组织,避免器械滑脱,造成软组织受伤(图 13-17)。

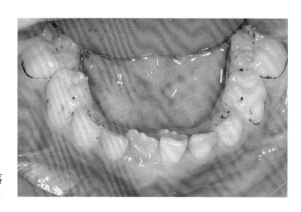

图 13-15　31 萌出,71 未脱落

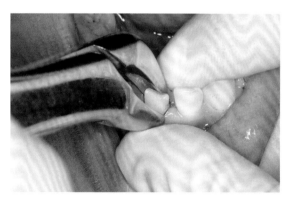

图 13-16　旋转 71

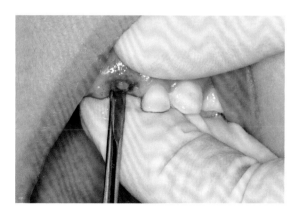

图 13-17　牙挺楔入,挺松,注意左手保护软组织

小贴士

1. 使用拔牙器械时要有支点,特别是使用牙挺和牙钳时,左手应保护邻牙和周围软组织,避免因意外滑脱造成的损伤。

2. 即使是松动牙齿,拔牙前也要充分分离牙龈,避免造成牙龈撕裂。

3. 有大量肉芽组织才需要搔刮牙槽窝,搔刮时应动作轻柔,切勿伤及下方恒牙胚。

（周　琼）

第十四章

固定式间隙保持器与改良 Nance 弓矫治器

第一节　带环丝圈式保持器

一、适应证

一个象限内非游离端单颗乳磨牙、单颗恒前磨牙或磨牙早失,需要维持间隙,且邻牙无松动,没有龋坏或龋坏、牙髓病变已进行完善治疗者。

二、器械材料

(一)临床用特殊器械

1. 修整带环相关器械　带环推子、直机头及金刚砂车针(图 14-1)、系列带环(图 14-2)。

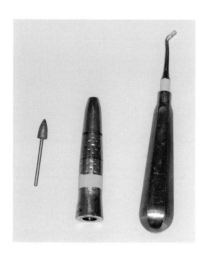

图 14-1　试带环器械
金刚砂车针、直机头、带环推子(从左至右)

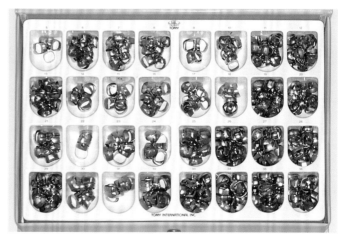

图 14-2　系列带环

2. 取印模相关材料和器械　藻酸盐印模材、调拌刀、调拌碗、半口托盘(图 14-3)。

(二) 技工室制作器械

小竖刀、红铅笔、尖嘴钳及半圆钳、刻断钳(图 14-4)、激光点焊机(图 14-5)。

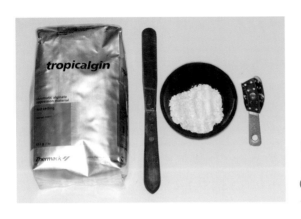

图 14-3　取印模材料及器械
印模材、调拌刀、调拌碗、半口托盘
(从左至右)

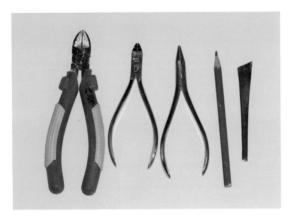

图 14-4　技工室器械
刻断钳(刻断钢丝)、尖嘴钳及半圆钳(弯制丝圈)、红铅笔(做标记)、小竖刀(修整模型)、(从左至右)

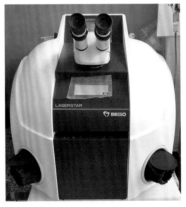

图 14-5　激光点焊机

三、操作步骤

(一) 制作保持器

1. 临床试带环　根据基牙的大小选择合适的带环(图 14-6)。标准是带环可以顺利戴到牙冠上,无明显松动,带环与牙冠之间密合。可使用带环推子调整带环的形态,使之尽可能与牙冠密合(图 14-7),用低速金刚砂车针初步调整带环龈向的高度(图 14-8),至不影响咬合,且牙龈无明显压迫变白现象(图 14-9)。

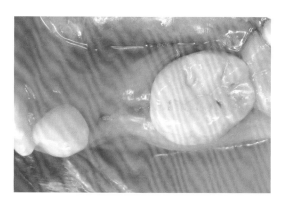

图 14-6　74 早失,局部拔牙创愈合良好,间隙无明显丧失

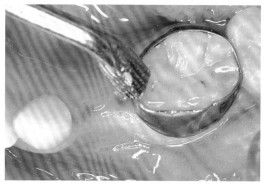

图 14-7　75 试带环,用带环推子调整带环形态

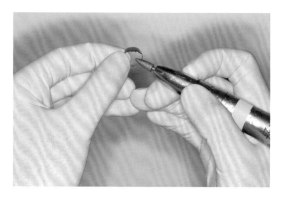

图 14-8　金刚砂车针调磨带环殆龈向的高度

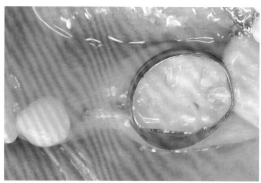

图 14-9　75 带环试戴合适,固位良好,与牙冠密合

2. 取参考印模,灌制石膏模型　将调整好的带环就位后,取单侧牙列印模,要求包括缺隙前后 2 颗基牙(图 14-10~ 图 14-14)。

3. 取工作印模,灌制石膏模型　取下带环,再次取单侧牙列印模,要求包括缺隙前后 2 颗基牙(图 14-15,图 14-16)。

4. 技工室加工制作丝圈(图 14-17~ 图 14-26)。

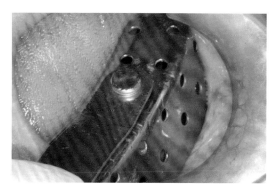

图 14-10　口内试托盘

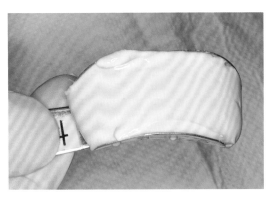

图 14-11　在托盘内装满调拌好的藻酸盐印模材

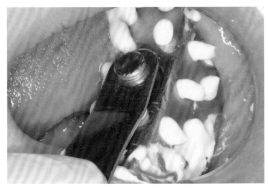

图 14-12　在口内取印模

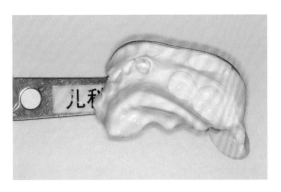

图 14-13　参考印模

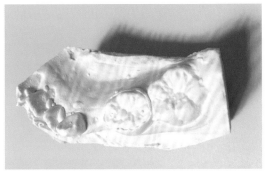

图 14-14　灌制石膏参考模型,用于参考带环放置位置

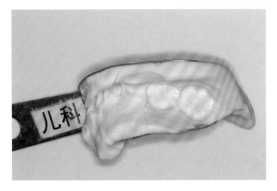

图 14-15　工作印模,牙面清晰,包括缺隙两侧各 2 颗牙

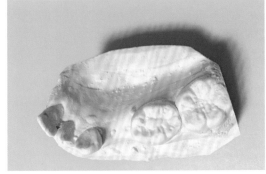

图 14-16　灌制石膏工作模型

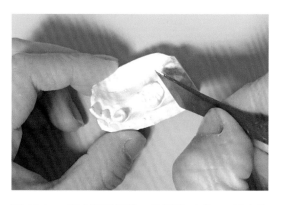

图 14-17　用小竖刀修整工作模型,去除 36 近中边缘嵴及 75 龈缘部分石膏,注意不要破坏 75 牙冠形态

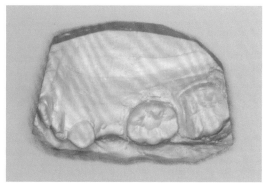

图 14-18　修整后的模型,留出带环放置空间

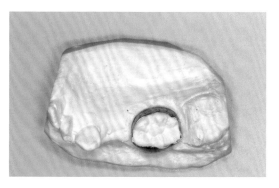

图 14-19　参照参考模型,将选好的带环放到工作模型的基牙 75 上

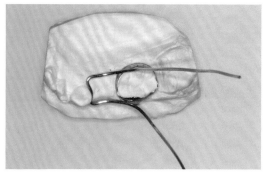

图 14-20　弯制丝圈(0.8mm 不锈钢丝),丝圈前端顶在 73 远中面外形高点下方,略宽于 73 颊舌径

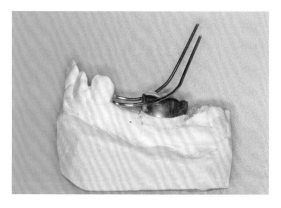

图 14-21　在钢丝上标记缺牙间隙的距离,弯制丝圈颊舌侧臂

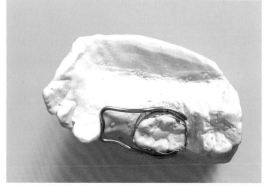

图 14-22　丝圈弯制完成

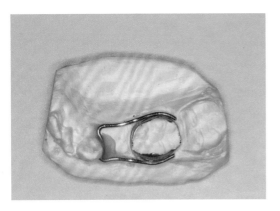

图 14-23　用蜡将丝圈固定在模型上

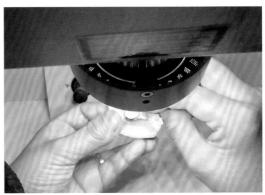

图 14-24　激光点焊丝圈

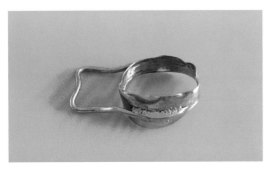

图 14-25　带环丝圈式保持器制作完成

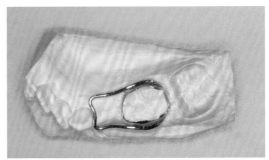

图 14-26　焊接完成后的带环丝圈保持器戴在模型上

（二）临床试戴，粘接保持器

1. 试戴丝圈式间隙保持器　调整保持器至带环对基牙牙龈没有压迫，带环以及焊接部位对咬合没有干扰，钢丝抵住近中基牙远中面外形高点下方（图 14-27，图 14-28）。

2. 试戴合适后，清洁基牙的牙面和带环，用棉卷隔湿（图 14-29）；将调拌好的玻璃离子粘接剂（GIC 粘接剂）涂布于保持器带环内侧（图 14-30），戴到基牙上。使用探针或挖匙将带环下方的牙龈轻轻推开，防止对牙龈压迫，并在玻璃离子粘接剂完全硬固前，清除多余粘接剂（图 14-31，图 14-32）。

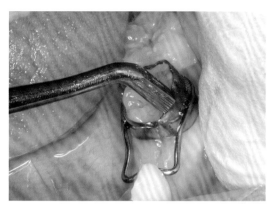

图 14-27 试戴带环丝圈式保持器,用带环推子使之密合

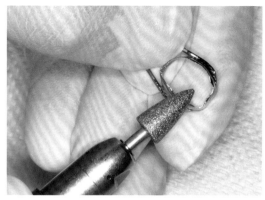

图 14-28 金刚砂石调整带环边缘

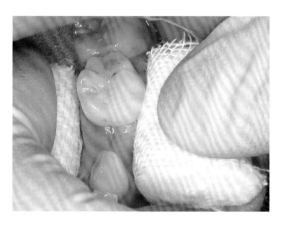

图 14-29 清洁牙面,棉卷隔湿

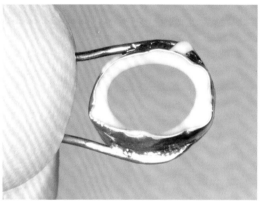

图 14-30 GIC 粘接剂涂满带环内壁

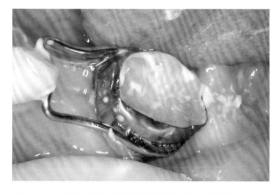

图 14-31 带环丝圈式保持器粘接就位,可见多余 GIC

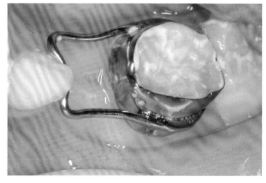

图 14-32 清除多余粘接剂

小贴士

1. 选择带环的型号主要根据基牙的近远中径大小。

2. 试带环时,在口内应随时用手指托住带环进行保护,以防误吞误咽。使用带环推子时,不可用暴力,应用左手拇指和示指保护带环颊舌侧软组织,防止划伤。

3. 焊接丝圈时应注意避开咬合接触点。

4. 戴入丝圈式间隙保持器之后的 24 小时内,勿用该侧咀嚼。24 小时后也应尽量避免咀嚼过硬或过黏的食物,以防止丝圈或带环松动和断裂。

第二节　舌弓式间隙保持器

一、适应证

1. 下颌乳牙列及混合牙列期非游离端多颗后牙早失。
2. 不能配合使用活动式间隙保持器的患儿。
3. 乳磨牙早期丧失而近期内侧有牙即将萌出者。
4. 通常在下颌切牙萌出后使用,以免影响其萌出。

二、操作步骤

(一) 制作保持器

1. 临床试带环　根据基牙的大小选择合适的带环(图 14-33~ 图 14-35),方法同"第一节 带环丝圈式保持器"。

2. 取参考印模,灌制石膏模型　将调整好的带环就位后,取下颌全牙列印模(图 14-36~ 图 14-39)。

3. 取工作印模,灌制石膏模型　取下带环,再次取下颌牙列印模,要求口底组织形态和舌系带位置清晰(图 14-40~ 图 14-43)。

4. 技工室加工制作舌弓(图 14-44~ 图 14-47)。

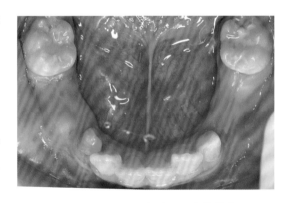

图 14-33　74、75、84、85 早失,44 即将萌出

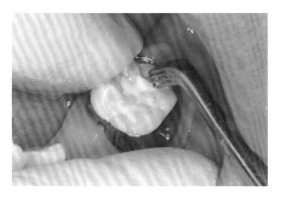

图 14-34　36 试带环,手指扶住带环并保护软组织,用带环推子辅助带环就位

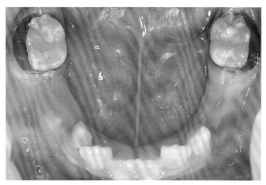

图 14-35　36、46 带环试戴合适,固位良好,与牙冠密合

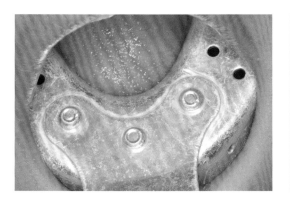

图 14-36　口内试下颌托盘

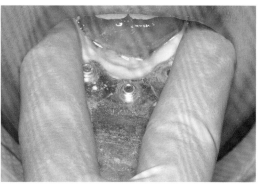

图 14-37　将装满印模材的托盘放入口内,并向下压覆盖下颌牙列

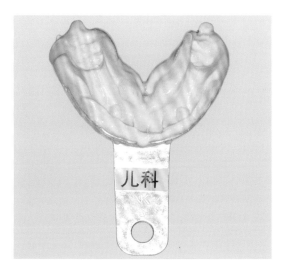

图 14-38　参考印模

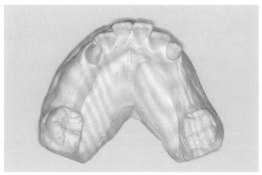

图 14-39　石膏参考模型,可见 36、46 带环的位置

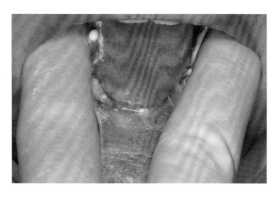

图 14-40　托盘就位后,用手指稳定托盘,嘱患儿伸舌

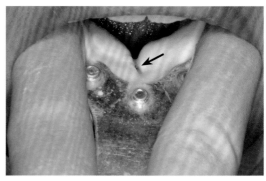

图 14-41　印模材硬固后可见舌系带印记(箭头所示)

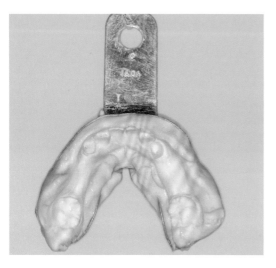

图 14-42　工作印模

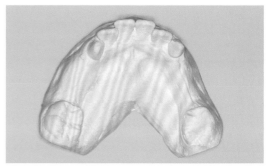

图 14-43　石膏工作模型(口底及舌系带位置准确)

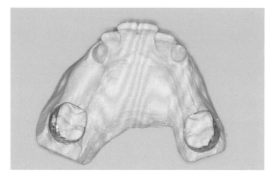

图 14-44　参照参考模型,将选好的带环放到工作模型的基牙 36、46 上

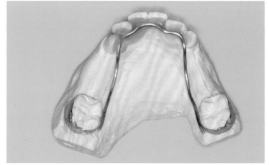

图 14-45　弯制舌弓(1.0mm 不锈钢丝)

舌弓前端顶在下前牙舌隆突上方,两侧臂沿缺隙牙槽嵴的舌侧黏膜向后延伸,距组织面 0.7mm,末端紧贴 36、46 带环舌侧

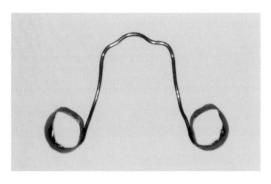

图 14-46 将舌弓末端焊接在 36、46 带环舌侧

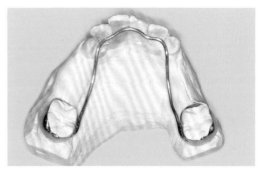

图 14-47 焊接完成后的舌弓式保持器戴在模型上

(二) 临床试戴,粘接保持器

1. 试戴舌弓式间隙保持器,调整保持器并对牙龈、口底软组织及舌系带没有压迫,钢丝抵在下前牙舌隆突上(图 14-48)。

2. 试戴合适后,清洁基牙的牙面和带环,用棉卷隔湿,将调拌好的玻璃离子粘接剂涂布于保持器带环内侧(图 14-49),戴到基牙上(图 14-50),在玻璃离子粘接剂完全硬固前,清除多余粘接剂(图 14-51)。

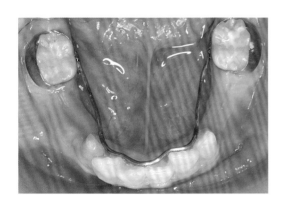

图 14-48 试戴舌弓式保持器至合适

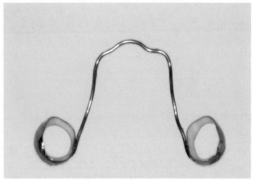

图 14-49 GIC 粘接剂涂满带环内壁

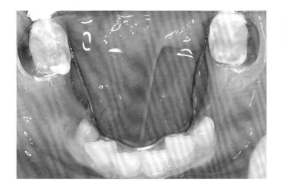

图 14-50 舌弓式保持器粘接就位

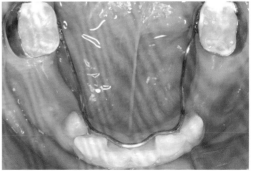

图 14-51 清除多余粘接剂

小贴士

为防止下前牙远中移动,可在舌弓相应乳尖牙远中位置焊接一根挡丝(0.8mm)(图 14-52)。

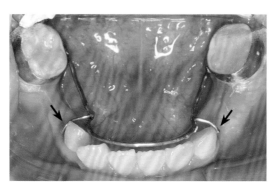

图 14-52　73、83 远中挡丝(箭头所示)

第三节　腭弓式(Nance 弓)间隙保持器

一、适应证

适用于上颌多颗牙的缺失,适应证与舌弓式间隙保持器相似。

二、操作步骤

Nance 弓的制作方法与舌弓式间隙保持器相似。与舌弓不同的是,将 Nance 弓固定于距中切牙腭侧 1cm 处的上腭皱襞处(图 14-53)。Nance 弓由 0.9mm 不锈钢丝弯制而成,前端为一树脂托抵在硬腭前部的上腭皱襞,在此处腭侧的金属丝上放自凝树脂,制作树脂腭盖板。末端分别焊接在左、右上颌第一恒磨牙带环的腭侧。

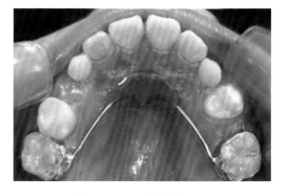

图 14-53　上颌 Nance 弓保持器

小贴士

Nance 弓保持器的腭弓可制作 U 形曲,易于随着患儿的生长发育对保持器进行调整(图 14-54)。

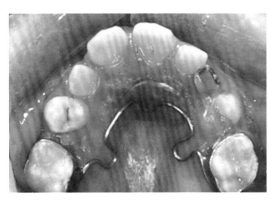

图 14-54　Nance 弓腭弓上的 U 形曲

第四节　改良 Nance 弓矫治器治疗第一恒磨牙异位萌出

一、适应证与禁忌证

1. 适应证　单侧或双侧第一恒磨牙异位萌出病例,患侧第二乳磨牙无松动,牙根轻、中度吸收。

2. 禁忌证　乳磨牙牙根吸收严重,出现松动,不能提供足够支持的病例。

二、操作步骤

(一)制作矫治器

1. 临床试带环　根据基牙的大小选择合适的带环,方法同带环丝圈式保持器。

2. 取印模,灌制石膏模型　取下带环,取上、下颌印模,以制作矫治器。要求异位萌出区域的软组织形态,如上颌结节、磨牙后垫、口底形态等清晰完整,以利于矫治器的精确贴合。

3. 技工室加工制作矫治器(图 14-55)。

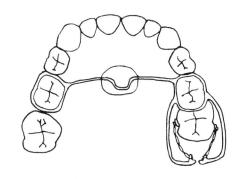

图 14-55　改良 Nance 弓矫治器示意图

(二) 戴矫治器

1. 试戴矫治器　应注意带环处是否对牙龈造成压迫,加力弓丝处是否对口内软组织造成压迫。可将矫治器试戴于口内并嘱患儿做张口、吐舌等动作,观察是否存在摩擦疼痛处,如发现应适当调整,直到压迫解除。检查矫治器是否影响咬合(图 14-56,图 14-57)。

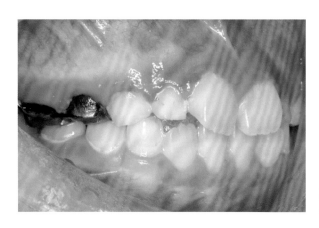

图 14-56　检查矫治器是否影响咬合
(右侧面观)

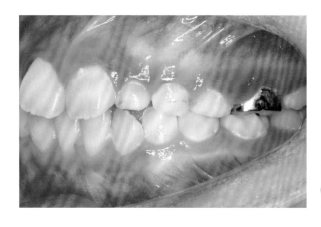

图 14-57　检查矫治器是否影响咬合
(左侧面观)

2. 粘接矫治器　清洁基牙牙面及带环,用棉卷隔湿。将调拌好的玻璃离子粘接剂涂布于矫治器带环内侧,然后戴于基牙上。应用正畸粘接剂,将舌侧扣粘接于异位萌出牙齿的颊、舌侧,注意勿影响咬合。如牙齿萌出高度不够,可暂时仅粘接一侧舌侧扣(图 14-58)。

3. 应用持针器将长度合适的链状皮圈挂于舌侧扣与矫治器牵引钩上(图 14-59~图 14-61)。

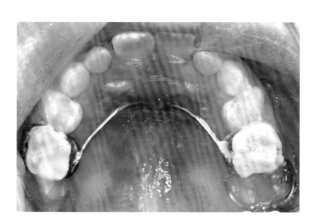

图 14-58　已粘接矫治器,16 颊侧粘接舌侧扣

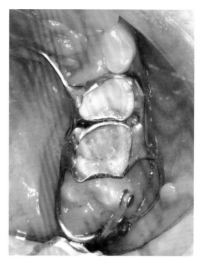

图 14-59　将弹性皮圈挂于舌侧扣与
矫治器牵引钩上

图 14-60　矫治前,16 异位萌出

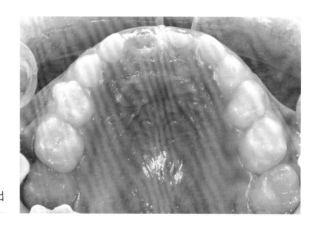

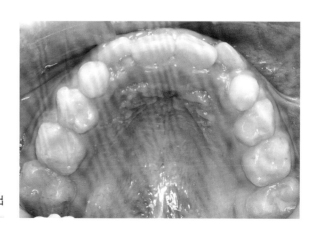

图 14-61　矫治后,16 已正常萌出

小贴士

1. 尽量选择适合双侧第二乳磨牙的带环。第二乳磨牙虽有牙根吸收但松动不明显时可用作支抗牙。

2. 如第二乳磨牙牙根中度吸收可将第一乳磨牙也纳入矫治范围。选取的带环应比合适的号略大一号。

3. 如第一乳磨牙被纳入矫治或邻近牙间隙较紧者,应先分牙 3~5 天后,再戴矫治器。

4. 牵引钩一般位于唇舌向中点,离开第一恒磨牙远中边缘嵴约 5mm。

5. 舌侧扣可粘接在第一恒磨牙的中央窝处,也可粘接于颊侧或舌侧,视第一恒磨牙的扭转情况而定。

(赵玉鸣　刘　鹤　王　郁)

第十五章

𬌗垫舌簧矫治器矫治乳前牙反𬌗

一、适应证与禁忌证

(一)𬌗垫舌簧矫治器治疗乳前牙反𬌗的适应证

1. 乳前牙牙根处于稳定期且患儿可以配合,一般为 3.5~4.5 岁儿童。

2. 前牙反𬌗可后退至对刃。

3. 可维持良好的口腔卫生,如果患龋,龋齿已行完善治疗者。

(二)𬌗垫舌簧矫治器治疗乳前牙反𬌗的禁忌证

1. 前牙反𬌗不能后退至对刃,或同时合并后牙区反𬌗。

2. 存在各种原因导致的乳前牙牙根吸收,或存在未完善治疗的龋齿,有额外牙、牙瘤、囊肿等。

3. 患儿不能配合,或不能保持口腔卫生者。

二、术前准备

(一)X 线片检查

1. 全口牙位曲面体层 X 线片 检查牙根情况、牙胚发育情况,排除额外牙或牙齿先天缺失,观察颞下颌关节情况(图 15-1)。

2. X 线头颅侧位片(定位) 检查上下颌骨关系(图 15-2)。

(二)特殊器械和材料的准备

1. 制取印模所需材料 托盘、藻酸盐印模材、普通石膏、超硬石膏等(图 15-3)。

2. 调整矫治器所需器械 直机头、钨钢车针、梯形钳、鸭嘴钳、平头钳等(图 15-4)。

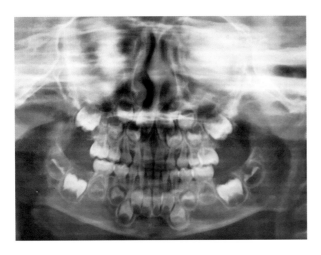

图 15-1　全口牙位曲面体层 X 线片

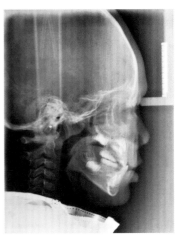

图 15-2　X 线头颅侧位片（定位）

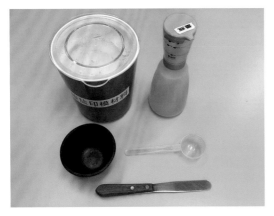

图 15-3　藻酸盐印模材、量勺、调拌刀、调拌碗、普通石膏

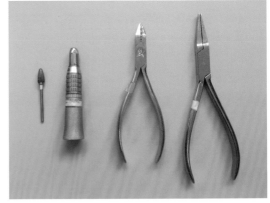

图 15-4　钨钢车针、直机头、梯形钳、鸭嘴钳（从左至右）

（三）确定治疗方案与资料收集

1. 知情同意　特别要明确本期矫治的目的、方法、时间、费用、医患配合，是否需要二期矫治等。

2. 留取口腔资料照片（图 15-5~ 图 15-7）。

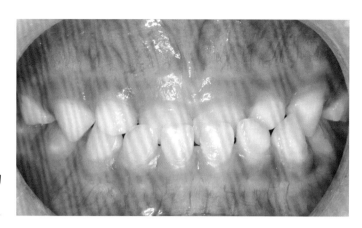

图 15-5 反殆涉及乳中切牙、乳侧切牙、乳尖牙

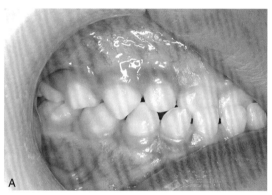 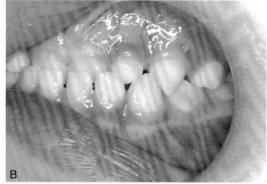

图 15-6 双侧第二乳磨牙关系和乳尖牙关系
A. 右侧　B. 左侧

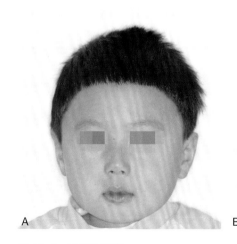 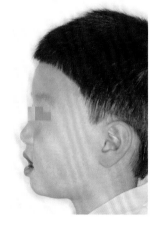

图 15-7 正侧位面像
A. 正位　B. 侧位

三、操作步骤

(一) 制备工作模型和寄存模型

1. 选择合适的托盘　托盘覆盖范围应包括上、下牙列和牙槽骨(图 15-8)。

2. 调拌印模材并放置在托盘上(图 15-9)。

3. 将托盘放入口中,制取上、下颌印模。印模范围应包括清晰完整的牙列和上下唇、颊系带,上颌结节、腭小凹、腭皱襞、口底结构(图 15-10)。

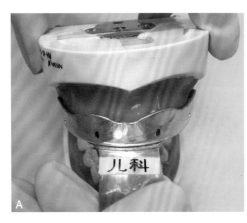
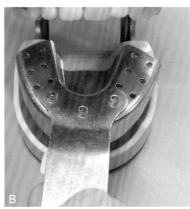

图 15-8　试上、下颌托盘

A. 上颌　B. 下颌

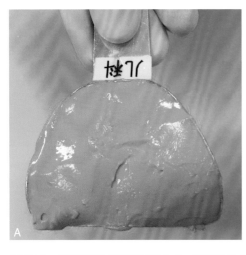
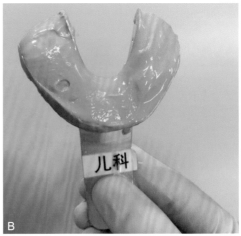

图 15-9　调制藻酸盐印模材放入上、下颌托盘中

A. 上颌　B. 下颌

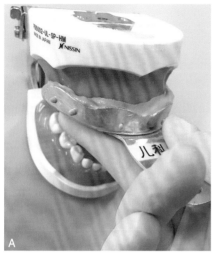
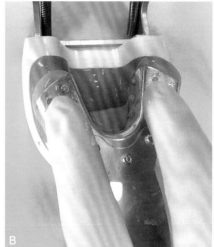
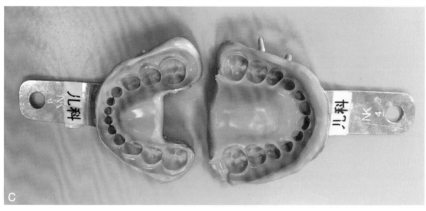

图 15-10 制取上、下牙列印模

A. 上颌手法 B. 下颌手法 C. 制取完成的印模

4. 灌制石膏模型(图 15-11) 制取 1 副工作模型,1 副寄存模型(图 15-12)。

(二)制取咬合蜡记录,转移咬合关系至殆架

1. 采集后退位咬合记录,使用咬合蜡记录切牙打开咬合 2mm 的位置关系(图 15-13)。

2. 使用采集的咬合蜡记录确定石膏模型的上下颌位关系,送技工室制作矫治器(图 15-14)。

3. 矫治器制作(图 15-15)。

(三)矫治器试戴

1. 将矫治器戴入患儿口中。

2. 检查矫治器的固位,可调整固位装置邻间钩和箭头卡。

3. 前牙打开咬合 2mm,双侧后牙区咬合广泛接触,平衡。

4. 教会家长摘戴的方法及注意事项

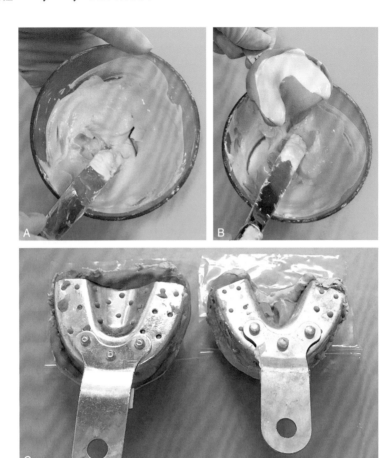

图 15-11　用石膏灌制模型
A.调拌石膏　B.放入印模内　C.石膏灌制后放置待干

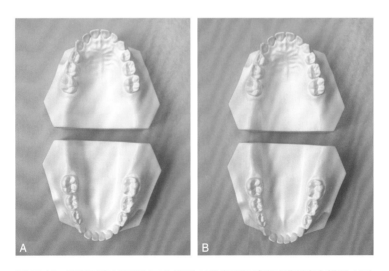

图 15-12　普通石膏(A)灌制工作模型 1 副,超硬石膏(B)灌制寄存模型 1 副

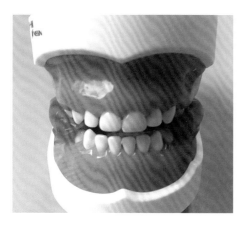

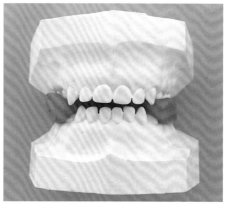

图 15-13　采集咬合记录,使用咬合蜡记录切牙打开咬合 2mm 的位置关系

图 15-14　按照咬合蜡记录确定石膏模型的上下颌位关系

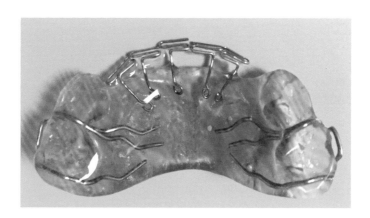

图 15-15　制作完成的殆垫舌簧矫治器

(1) 每天 24 小时戴用矫治器,尤其是吃饭时一定要配戴矫治器。

(2) 进餐后将牙齿和矫治器清洁干净,然后再将矫治器戴入。

(四) 复诊加力

1. 一般每 1~2 周复查加力。

2. 调整固位装置(图 15-16)。

3. 舌簧加力(图 15-17)。

4. 督促口腔卫生。

(五) 结束矫治

1. 前牙反殆解除,覆殆、覆盖基本正常时准备结束矫治(图 15-18)。

2. 分 1~2 次磨除殆垫,保持 2~3 周(图 15-19)。

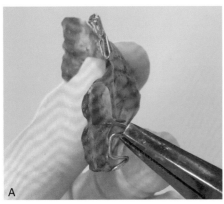
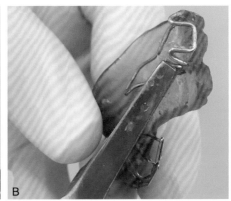

图 15-16　使用平头钳或尖嘴钳调整固位用的卡环
A. 箭头卡　B. 邻间钩

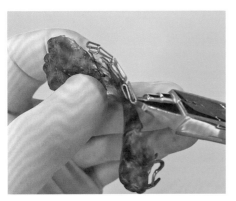

图 15-17　使用梯形钳调整舌簧,并加力

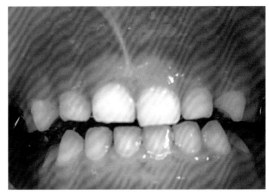

图 15-18　前牙反𬌗解除,覆𬌗、覆盖基本正常

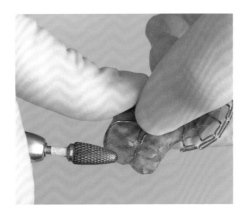

图 15-19　分 2~3 次磨除𬌗垫

（六）留取治疗后的资料

1. 留取口腔资料照片和面部资料照片（图 15-20，图 15-21）。

2. 留取治疗结束时的寄存模型（包括咬合蜡记录）。

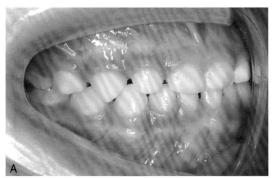
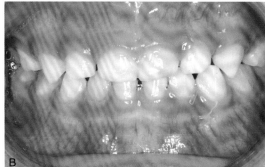
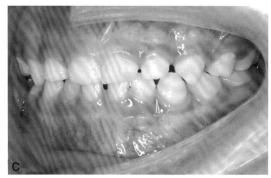

图 15-20　牙尖交错位时口内相
A. 右侧面观　B. 正面观　C. 左侧面观

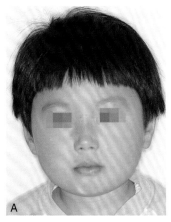
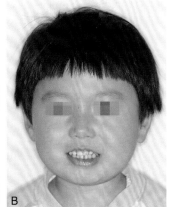
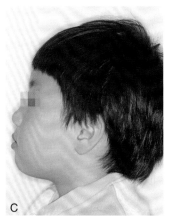

图 15-21　面像
A. 正面像　B. 正面笑像　C. 侧面像

小贴士

1. 矫治器正确使用的注意事项

（1）每次吃完食物后，应将矫治器取下，将牙齿和矫治器刷干净，再重新戴上。

（2）矫治器不是玩具，要在正确的位置戴用，防止损伤。

（3）矫治器因故不能配戴时，应当浸泡于冷水中，切勿干燥保存，以免变形而无法戴用，建议及时就诊。

2. 前牙反𬌗矫治前，特别应注意询问是否有前牙外伤史。除特殊需要，一般牙外伤稳定后半年内不易矫治，根折史的患牙应慎重矫治。

（李　静）

第十六章

运动防护牙托

一、适应证

参加速度快、对抗性强的运动及游戏项目时,少年儿童及成人均可使用运动防护牙托。

二、操作步骤

(一) 模型准备

1. 取印模　使用藻酸盐印模材取上、下颌印模(图 16-1),要求取全龈颊沟及前庭沟,上颌要求唇、颊系带清晰(图 16-2)。

2. 灌制硬质石膏模型(图 16-3),修整小突起,填补气泡(图 16-4)。替牙期的患者(图 16-5),如需预留个别牙齿萌出空间,可用石膏在模型上堆置、雕刻成形(图 16-6)。

3. 画轮廓线　唇颊侧距前庭沟底 2mm,舌腭侧距龈缘 6~10mm,远中盖过最后一颗磨牙(图 16-7)。

4. 工作模型涂刷分离剂(图 16-8)。

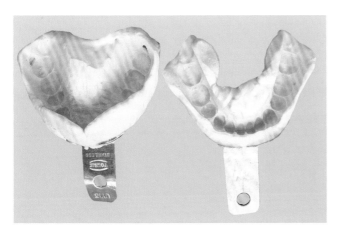

图 16-1　上、下颌印模

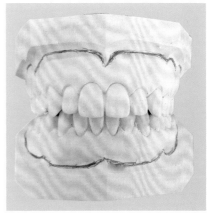

图 16-2　取印模范围

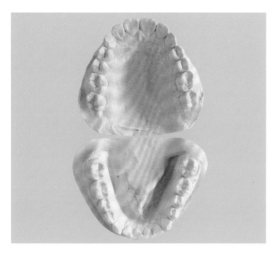

图 16-3 硬质石膏模型

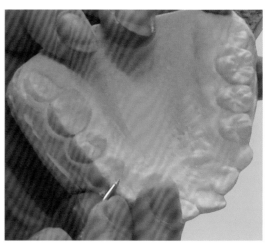

图 16-4 修整模型

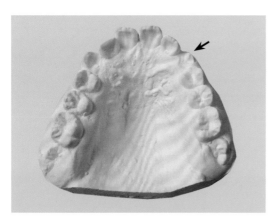

图 16-5 萌出 1/3 的尖牙(箭头所示)

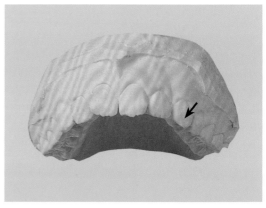

图 16-6 石膏堆置、雕刻出的牙齿(箭头所示)

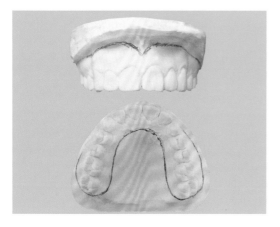

图 16-7 防护牙托轮廓线

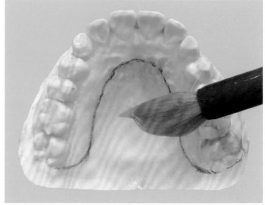

图 16-8 涂刷分离剂

(二) 压制防护牙托

1. 防护牙托 用两层 EVA 材料膜片(图 16-9)分层压制而成;负压成型和正压成型两种设备均可使用。

2. 压制第一层牙托 按 EVA 材料膜片使用说明设置压膜机参数,进行压制(图 16-10)。冷却后从模型上取下。

3. 沿轮廓线内侧约 1~2mm 修剪(图 16-11),并打磨第一层防护牙托(图 16-12~ 图 16-14)。

4. 模型上仿生𬌗架(图 16-15),打开咬合,前牙区打开 3~4mm(图 16-16)。

5. 将第一层防护牙托戴回模型(图 16-17),用乙醇棉球清洁第一、第二层的粘接表面。

6. 压制第二层牙托 按材料膜片使用说明设置压膜机参数,进行压制,趁热进行上、下颌模型"咬合",使𬌗面成形(图 16-18)。

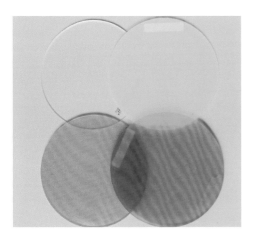

图 16-9 EVA 膜片

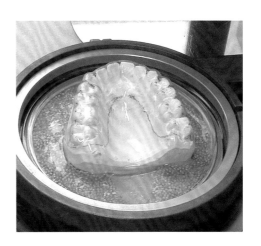

图 16-10 压制第一层牙托

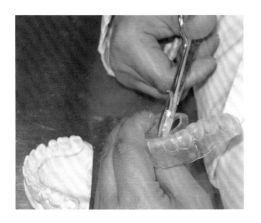

图 16-11 修剪牙托

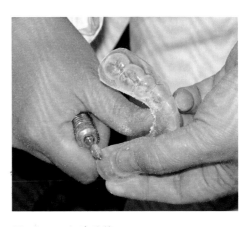

图 16-12 打磨边缘

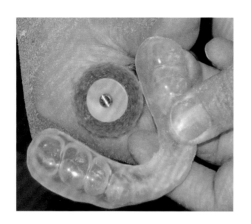

图 16-13　抛光边缘

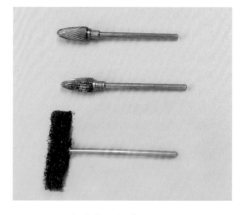

图 16-14　各种常用打磨工具

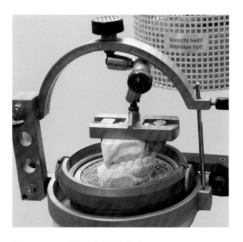

图 16-15　模型上仿生𬌗架

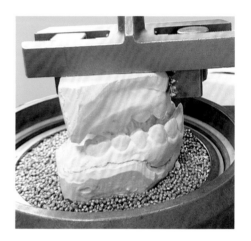

图 16-16　打开咬合

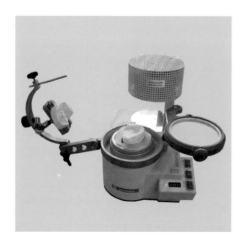

图 16-17　准备压制第二层牙托(设备全景)

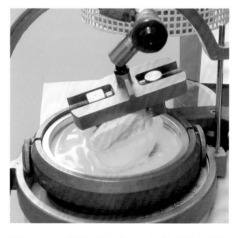

图 16-18　趁热进行上、下颌模型"咬合"，使防护牙托𬌗面成形

7. 沿轮廓线对防护牙托进行剪裁,边缘打磨、抛光(图 16-19),表面用无火焰的喷灯吹化(图 16-20,图 16-21)。熔融的材料表面冷却之后会非常光亮(图 16-22,图 16-23)。

(三) 口内试戴

口内试戴后,酌情将边缘及骀面适当调磨缓冲(图 16-24)。

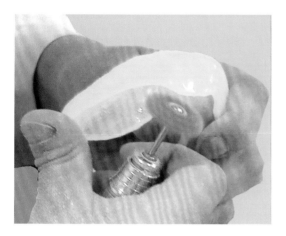

图 16-19　边缘打磨、抛光

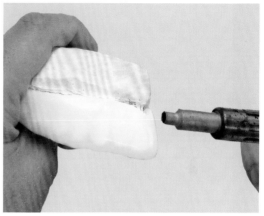

图 16-20　防护牙托边缘表面加热处理

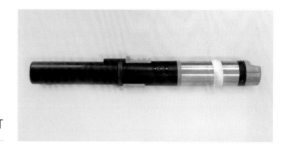

图 16-21　无火焰喷灯

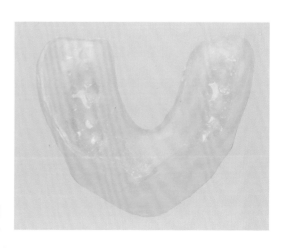

图 16-22　制作完成的防护牙托组织面

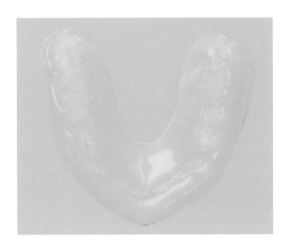

图 16-23　防护牙托咬合面

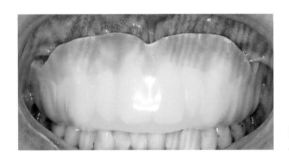

图 16-24　防护牙托试戴

（马文利）

参考文献

1. 葛立宏. 儿童口腔医学. 第 4 版. 北京:人民卫生出版社,2012

2. 葛立宏. 儿童口腔医学(北京大学口腔医学教材). 第 2 版. 北京:北京大学医学出版社,2013

3. McDonald and Avery's. Dentistry for the Child and Adolescent. 10th ed. St Louis:Elsevier,Missouri,2016

4. 秦满. 儿童口腔科诊疗指南与护理常规. 北京:人民卫生出版社,2015

5. Amr M. Moursi,Marcio A. da Fonseca,Amy L. Truesdale. 儿童牙病临床病例解析. 葛立宏,秦满,赵玉鸣,主译. 沈阳:辽宁科学技术出版社,2013

6. J. O. Andreasen,F. M. Andreasen,L. Andreason. 牙外伤教科书及彩色图谱. 第 4 版. 葛立宏,龚怡,主译. 北京:人民卫生出版社,2012